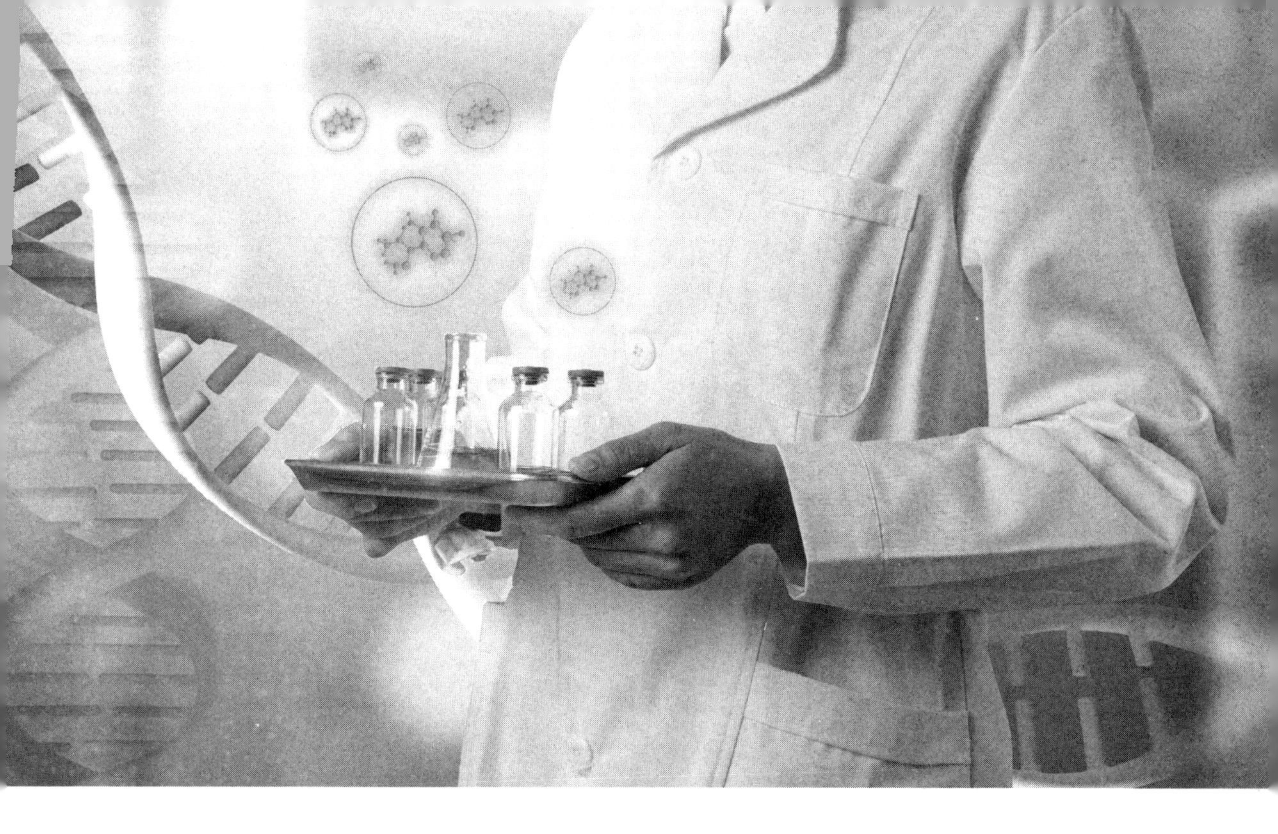

实用临床妇产科学

SHIYONGLINCHUANGFUCHANKEXUE

主编 陈荣芳 张美娟 郭 靖

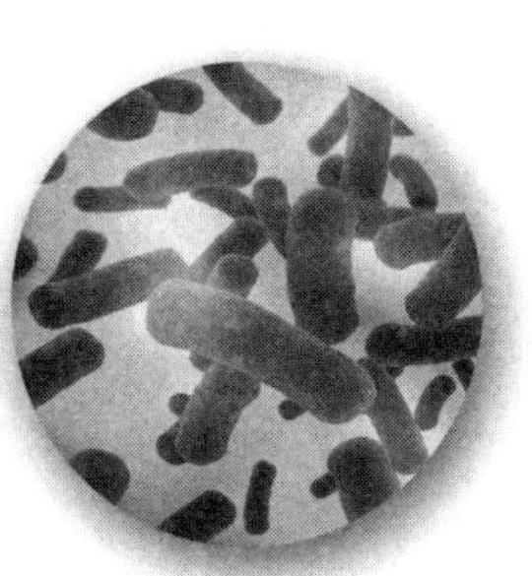
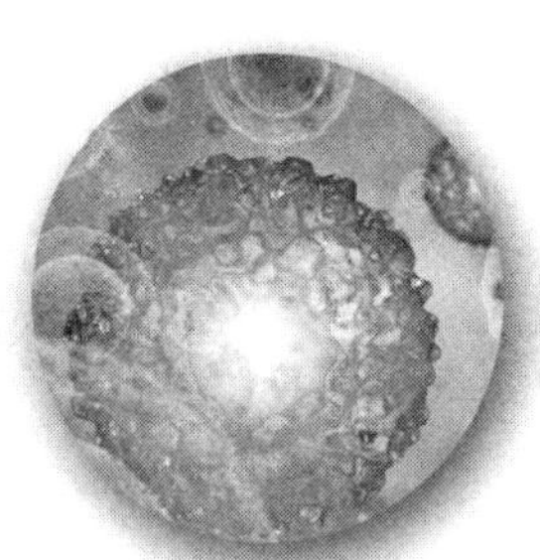
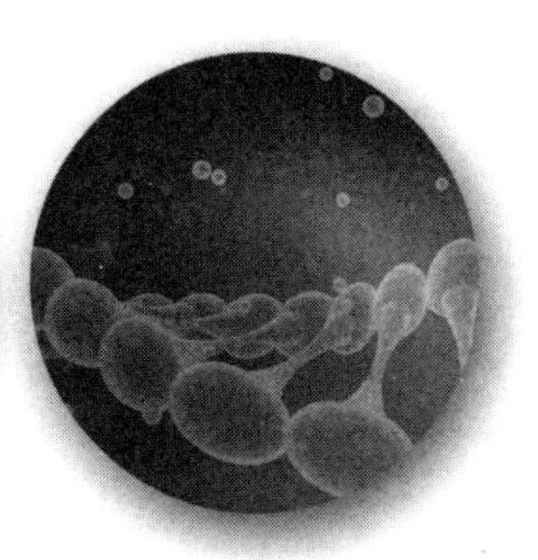

江西·南昌

江西科学技术出版社

图书在版编目（CIP）数据

实用临床妇产科学/陈荣芳，张美娟，郭靖主编
．-南昌：江西科学技术出版社，2019.6（2023.7重印）
ISBN 978-7-5390-6842-8
Ⅰ．①实… Ⅱ．①陈… ②张… ③郭… Ⅲ．①妇产科学 Ⅳ．①R71
中国版本图书馆CIP数据核字（2019）第121706号

国际互联网（Internet）地址：
http://www.jxkjcbs.com
选题序号：**KX2019053**
图书代码：**B19077-102**

实用临床妇产科学 **陈荣芳 张美娟 郭靖 主编**

出版发行 江西科学技术出版社
社址 南昌市蓼洲街2号附1号
邮编：330009 电话：（0791）86623491 86639342（传真）
印刷 永清县晔盛亚胶印有限公司
经销 各地新华书店
开本 787 mm × 1092 mm 1/16
字数 143千字
印张 9
版次 2019年6月第1版 2023年7月第2次印刷
书号 ISBN 978-7-5390-6842-8
定价 49.80元

赣版权登字-03-2019-157

前 言

《实用临床妇产科学》是临床医学中具有特殊性的一门学科。它涉及内、外两大学科，又将妇、儿科融合一体。随着医学的飞速发展，妇产科学领域中的知识和技术也不断更新。妇女约占我国人口总数的一半，从事妇产科的医护人员近10万，是一支庞大的又亟须提高和培养的队伍，尤其是中、青年医师。因此，在此基础上编写一本适合于妇产科临床医师的参考书可谓是当务之急。

本书包括围生医学、生殖医学、普通妇科及妇科肿瘤。它在一定的理论知识基础上，重点突出了临床实践部分，内容反映了我国妇产科临床前沿水平，并在学术上提出了一些新的理论和见解；编排格式新颖，将解剖生理与临床部分融会贯通，便于读者理解和记忆。

目 录

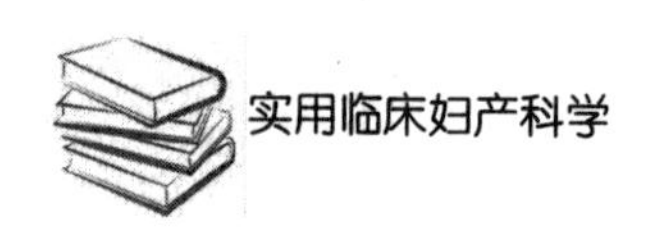

第一章　绪论

妇产科是临床医学四大主要学科之一，主要研究女性生殖器官疾病的病因、病理、诊断及防治，妊娠、分娩的生理和病理变化，高危妊娠及难产的预防和诊治，女性生殖内分泌，计划生育及妇女保健等。现代分子生物学、肿瘤学、遗传学、生殖内分泌学及免疫学等医学基础理论的深入研究和临床医学诊疗检测技术的进步，拓宽和深化了妇产科学的发展，为保障妇女身体和生殖健康及防治各种妇产科疾病起着重要的作用。

第一节　临床妇产科业务范围

研究范围主要分为六个方面：

普通妇科学：研究女性生殖器官感染、创伤、脱垂、发育畸形和子宫内膜异位症等的发生、发展规律，以及诊断与防治。

妇科肿瘤学：以研究女性生殖道肿瘤，尤其是常见的恶性肿瘤为主。应用分子生物学、遗传学、病毒病因学、肿瘤病理、免疫学等知识对妇科恶性肿瘤的病因、发病相关因素及机制进行探索；对各种肿瘤标记物和临床应用价值，化学药物敏感性试验的各种方法及在肿瘤化疗的应用等进行研究；对各种辅助诊断技术，妇科肿瘤病理，以及手术、放射、化疗、生物免疫制剂等各种治疗方案应用及疗效和预后相关因素进行研究。

围产医学：胎儿及其成熟度的监护（胎儿宫内监护、胎盘功能及胎儿成熟度检查）；胎儿先天性畸形及遗传病的宫内诊断；妊娠高血压综合征病因、病理及诊治；高危妊娠（胎儿宫内发育迟缓、妊娠胆汁淤积综合征、妊娠合并征诊断、胎盘功能不全）；产时生物物理监护；难产诊治。

女性生殖内分泌学：女性生殖内分泌疾病病因、病理诊治的研究；不孕症及助孕技术的研究。

计划生育研究；女性计划生育中避孕药具的研究和临床应用。

妇女保健学：研究妇女一生中各时期的生理变化及保健措施，包括青春期、围产期、更年期及老年期备期保健及疾病预防措施。

第二节　临床妇产科学的特点

临床妇产科学与人的整体密不可分。妇产科医学虽然已经成为一门独立学科。但女性生殖器宫仅是整个人体的一部分。妇产科医学虽然有女性独特的生理、心理和病理。

和人体其他脏器或系统均有密切相关性。妇女月经来潮。决不仅是子宫内发生变化，而是由大脑皮层。下丘脑－垂体。卵巢等一系列神经内分泌调节的结果，其中任何一个环节的功能出现异常，均能影响正常月经就是明证。

妇产科学是个整体，不可分割。妇产科医学虽然人为地分为产科学和妇科学两部分，但两者却有着共同基础，那就是均面对女性生殖器宫的生理与病理。且两科疾病多有互为因果关系。不少妇科疾病常常是产科问题的延续，例如产时盆底软组织损伤可以导致子宫脱垂。不少产科问题又是妇科疾病所造成。例如输卵管慢性炎症可以引起输卵管妊娠，盆腔肿瘤可以对妊娠及分娩造成影响等等，不胜枚举。

妇产科医学是临床医学，也是预防医学。教材中的例子比比皆是。有妇女保健专章；做好定期产前检查可以预防不少妊娠并发症；作好产时处理，能预防难产和产伤；认真开展产前诊断可以及早发现遗传性疾病和先天畸形；开展妇女病普查可以发现早期宫颈癌，这些预防措施均是妇产科医学的重要组成部分。

第三节　临床妇产科学的进展

我国妇产科学的发展史，从有文字记载的3000多年前殷商时代的甲骨文卜辞中，就有零散的论述。从其发展历程来看，首先重视产育。如现存古典著作《易经·爻辞》中，有“妇孕不育”等记载。先秦战国时代《山海经》中也记载了有食之“宜子”或“无子”的药物。到周朝初年，在民间已流传着许多有关妇科方面的知识，如《曲礼》中说：“娶妻不娶同姓”，认识到“男女同姓，其生不藩”。初步了解血缘亲近配婚者，对生育存在不利的因素，已开始有了优生学说的雏形记载。

两千多年前的著名医著《黄帝内经》（简称《内经》），已有妇女解剖、生理、诊断、妇科病等内容的描述。它通过解剖,知道妇女的女子胞是内生殖器官,并系有"胞脉"和"胞络"等。如《素问·上古天真论》中对女性生理及其生长、发育、衰老的客观规律有较详细的论述:"女子七岁,肾气盛,齿更发长;二七而天癸至,任脉通,太冲脉盛,月事以时下,故有子;三七肾气平均,故真牙生而长极;四七筋骨坚,毛发长,身体盛壮;五七阳明脉衰,面始焦,发始堕;六七三阳脉衰于上,面皆焦,发始白;七七任脉虚,太冲脉衰少,天癸竭,地道不通,故形坏而无子也。"由上可知,女子到了十四岁左右便有"天癸至"而月经来潮,标志着青春期的到来,若"阴阳和"则有妊娠的可能。不论到哪一个年龄阶段,肾气的盛衰是关键。女子要到21岁左右才发育成熟而身体盛壮,故后世医书据此提出"必二十而后嫁"的观点,因早婚早育,对母子不利。妇女49岁左右月经逐渐不再来潮,并缺乏生殖能力。在《内经》中对妇人病的病因病理也有记载,如《素问·阴阳别论》说:"二阳之病发心脾,有不得隐曲,女子不月。"又如《素问·评热病论》中说:"月事不来者,胞脉闭也。胞脉者属心而络于胞中。今气上迫肺,心气不得通,故月事不来也。"以上对妇女月经病的成因描述较详细。《内经》中以妇女的脉象变化来测知妊娠也有深刻的论述,如《素问·腹中论》云:"何以知怀子之且生也?岐伯曰:身有病无邪脉也。"《素问·平人气象论》说:"妇人手少阴脉动甚者,妊子也。"此外,《内经》中对妊娠期的用药原则,亦有记载,如《素问·六元正纪大论》云:"妇人重身,毒之何如……有故无殒也……大积大聚,其可犯也,衰其大半而止,过者死。"并载有"四乌贼骨－藘茹丸"药方,仍为今天临床所常用。

又据马王堆汉墓出土文物得知,公元前2世纪已有《胎产书》。据《史记·扁鹊仓公列传》记载:"扁鹊名闻天下,过邯郸,闻贵妇人,即为带下医。"这里所说的"带下"是妇科疾病的统称,即指妇人裙带以下的疾病。"带下医"即指专治妇女经、带、胎、产诸疾的妇科专科医生。由此可见,我国在2000多年以前,中医学对妇产科就有了一定的认识,并且出现了专门医生。现有文献可查者,最早的女医生为义姁和淳于衍,她们都是西汉时代入宫作为皇后的侍从医生,主要从事妇产科,可称"乳医""女医"。

秦汉时期,汉初《艺文志》记载李柱国校正方技书时,有《妇人婴儿方》《范氏疗妇人方》《徐文伯疗妇人瘕》等,是我国最早的妇科专著,但可惜原书多已散佚。在东汉末张仲景撰著《伤寒杂病论》,据其序言谓参考过《胎胪药录》。在张仲景所著的《金匮要略》中对妇科疾病作了专题研究,全书共6卷,计25篇,其中有3篇专论妇科病。如"妇人妊娠病脉证并治",主要讨论了妊娠出血、妊娠腹痛、妊娠水肿等症;"妇人产后病脉证并治",提出了痉、郁冒、大便难之症,并对产后腹痛、呕逆、下利等症立了治法;还有"妇人杂病脉证并治",论述了热入血室、脏躁、经闭、痛经、漏下、转胞、阴吹等症。

既有证候描述，也有方药治疗，共收集30多张方子，如温经汤治月经病，胶艾汤治漏下，红蓝花酒治痛经，抵当汤治血瘀经闭，当归散养血安胎，干姜半夏人参丸治脾胃虚寒的妊娠呕吐，桂枝茯苓丸治症瘕，甘麦大枣汤治脏燥等。由于上述方子疗效卓著，直到现在对妇产科临床仍有指导意义。其中不仅有内治法，而且还有外治法，如狼牙汤沥阴中，以蛇床子裹成锭剂纳阴中等，开创了妇科冲洗和阴道纳药的先河。这三篇已具备了妇科学的雏形，为后世妇产科学专著打下了理论基础。汉末三国时代外科各医华佗，对妇产科也具有精湛的诊疗技术，能用针和药正确处理胎死不下的病例。综上所述，妇产科学在我国公元3世纪的汉代，已发展到了颇高的水平。

晋代名医王叔和著有《脉经》，其中第九卷专门阐述有关妇产科的脉象和辨证施治。它一方面继承了《内经》《难经》《金匮要略》的主要理论，一方面又有所发挥，对女子的生理、病理现象，有了进一步的认识。他观察到有些妇女的月经，并非一月一行，也没有什么病态反应，所以在《脉经》一书中指出，经水三月一行的叫"居经"。一年一行的叫"避年"。孕初仍有经行而量少者谓之"激经"。又指出临产时脉象变异说："妇人怀孕离经，其脉浮，设腹痛引腰脊，为今欲生也，但离经者不病也。又法妇人欲生，其脉离经，夜半觉痛，日中则生也。"另外，还指出胎将堕的脉象，也论及产后的常脉和异常脉，以及妇人症瘕积聚的生死脉象等。如"平妇人病生死征第八"中曰："诊妇人新乳子，脉沉小滑者生，实大坚弦急者死。"

公元7世纪初的隋代，以太医博士巢元方为首，集体编写了一本包括病因、病理、症候学等内容的专著《诸病源候论》，全书共50卷，分67门。其中37卷至44卷是论述妇产科病症的。对妇科病病因病理的讨论，共论列283种病候，其中论妇人杂病有141论，妊娠病61论，将产病3论，难产病7论，产后病71论，每候论列一个证的病因病理，对后世妇产科的发展影响较大。其中明确妊娠期为十个阴历月左右，并提出要有人工流产法。在《妊娠欲去胎候》中说："此谓妊娠之人羸瘦，或挟疾病，既不能养胎，兼害妊妇，故去之。"因该书体例是没有方药治疗的，故未附去胎方。

唐代，已设立了太医署，并且有了较完善的医学教育机构。唐代著名医家孙思邈著有《千金要方》，把"妇人方"三卷置于全书之首，收集妇人药方达数百余首，并吸收了不少民间单方验方。在该书序列中说："先妇人、小儿而后丈夫……则是崇本之义也。"三卷内容包括求子、妊娠疾病、月经病、带下病、杂病等的证治，对疾病的机理认识颇为清楚，比较系统地总结和反映了唐代以前的医学成就。难能可贵的是，孙思邈的《千金要方》中载有绝产的方药和灸法，同时认为必要时应采用各种方法来绝育、避孕或药物堕胎，对生育问题已有正确的认识和措施。对不孕不育患者，认为可能由于

女方“子脏闭塞不受精”，亦可因“丈夫有五劳七伤，虚羸百疾”所致，其中有不少独到的见解。此外，还提出用铁器断脐，最易使新生儿感染破伤风，孙氏首先提出“断脐不得以刀子割之”。

唐代昝殷在继承前人成果的基础上，又广泛收集了民间单、验方写成《经效产宝》，是我国现存最早的产科专书。分上、中、下三卷及续编一卷。上卷讨论妊娠疾患，安胎法，饮食宜忌及难产等；中、下两卷则叙述各种产后疾患。共计41门，260余方，体例与《千金要方》相似。该书对每类证型，均首列短论，后列方药，讨论尚较精当，足为后世医学法则。有些短论，现在看来仍颇具水平。如论妊娠反应：“夫阻病之候，心中愦愦，头旋眼眩，四肢沉重，懈怠，恶闻食气，好吃酸咸果实。多卧少起，三月四月呕逆，肢节不得自举者。”详尽而且扼要。所附三首处方，用人参、厚朴、白术、茯苓之类健脾利水，橘皮、生姜、竹茹等药化痰止呕，对于妊娠恶阻的治疗，均为可靠，至今后世历代医家仍遵从此方药指导临床治疗。《经效产宝》传本少，已无法窥其原貌。

公元10世纪的宋代，我国已有管理医事的太医局，分为九科，产科（包括妇科）是其中之一，并设有产科教授，共10人。是现今世界医事制度上妇产科最早的独立分科。由于有明确的分科，妇产科学又有了更进一步的发展。如杨子建著有《十产论》一书，详述横产、倒产、碍产等各种难产以及助产方法，是一部较好的妇产科专书。其中转胎手法是医学史上异常胎位转位术的最早记载。

宋代对妇科影响较大的还是陈自明的《妇人良方大全》。因这以前各家著述的专书多偏于胎产方面，而妇科的其他疾病，都包括在大方脉（内科）之中。直到陈自明此书的问世，才概括了妇产全科疾病。全书24卷，分8门，260余论。全书内容丰富。是宋代妇科的杰出作品。并长期为后世所应用。

在宋代由于有了明确的分科，故妇产科的专书和其他各科一样多起来了。除上述之外，还有李师圣、郭稽中的《产育宝庆集》、朱端章的《产科备要》，薛仲轩的《坤元是保》、齐仲甫的《女科百问》、陆子正的《胎产经验方》、无名氏的《产宝诸方》等等。

从13世纪至14世纪中叶的金元时代，是我国医学理论进一步发展和深化的时期，也是我国医学史上百家争鸣的时期。主要以刘（完素）、李（东垣）、朱（丹溪）、张（子和）四大家争鸣为主。他们根据各自所处的环境和条件的不同，在学术上也有不同创见。

刘完素在《素问病机气宜保命集》中提出：“妇人童幼天癸未行之间，皆属少阴；天癸既行，皆从厥阴论之；天癸已绝，乃属太阴经也。”这是后世治少女着重肾经，中年妇女着重肝经，绝经期妇女着重脾经论治的根据。刘完素认为火热之邪是导致各种证候的主要原因，谓“六气皆从火化”，治法主用寒凉。故《素问病机气宜保命集》说：“女子不月，先泻心火，血自下也。”即主张用寒凉泻火之法以通经，被后世称为“寒凉派”。

李东垣从“土为万物之母”的理论，提出了“内伤脾胃，百病由生”的论点，常以补脾益气，升阳摄血，升阳除湿等法，广泛应用于妇科临床。他在《兰室秘藏·妇人门》论述经闭不行，曰：“妇人脾胃久虚，或形羸气血俱衰而致经水断绝不行……病名曰血枯经绝，宜泻胃之燥热，补益气血，经自行矣。”其论经漏，则认为“皆由脾胃有亏，下陷于肾，与相火相合，湿热下迫，经漏不止……宜大补脾胃而升举血气”。此法今天用治崩漏，仍多取效。对于产后用药，主张以补血为要。总之，李氏的补脾升阳，益气补血之法，对妇产科疾病具有临床指导作用，被后世称为“补土派”。

朱丹溪著有《格致余论》《丹溪心法》《局方发挥》等。主张因时、因地、因人禀赋而不同，治法以针对气、血、痰为主。理论上提出“阳常有余，阴常不足”之说。对于产前病调治，主张“当清热养血”，认为“产前安胎，黄芩、白术为妙药也”。对产后病治疗，则重在补“虚”。为“养阴派”的倡导者。

张子和著有《儒门事亲》，善用汗、吐、下三法以驱病。在他的医案中，往往用吐、下法驱逐痰水以治月经病而取效。他总结了“凡看妇人病，入门先问经；凡治妇人病，不可轻用破气行血之药，恐有娠在疑似之间也；凡看产后病，须问恶露多少有无，此妇科要诀也。”主张“贵流不贵滞”的理论，认为痰水之邪与气血是互相关联的。这些经验，均为后世所采用，是“攻下派”的倡导者。

以上四大家的经验和理论，从不同角度丰富了妇科学的内容，使妇科的辨证施治，得到了进一步的充实。

明代医家继承了宋、金、元各家的理论和经验而加以总结提高，主要特点是各种医学理论在实践的基础上，更加完备，更为详尽。出现了不少内容系统的妇产科专书。王肯堂的《证治准绳·女科》、薛立斋的《女科撮要》、万全（密斋）的《广嗣纪要》、《万氏女科》等。万氏对嗣育问题，提出“种子者，男则清心寡欲以养其精，女则平心静气以养其血”。此外，还有因女子先天生理缺陷而致的不孕症，称“五种不宜”，即所谓螺、纹、鼓、角、脉。

王肯堂的《证治准绳·女科》，是综合前人有关妇产科的论述和治疗方药，分门别类而编次成书。全书内容丰富，博采各家之说，加以发挥，并对小产特别重视，提出：“小产不可轻视，将养十倍于正产也。”小产一般都因体弱、病损或跌仆损伤所引起，其体力不若正产时健旺，所以他的立论非常合乎情理。其后武之望所编之《济阴纲目》，基本上以该书为蓝本，集历代妇科之大成，对审证论治立方用药，阐述精详。书中从调

经、崩漏、带下以迄胎前、产后,搜罗丰富,分门别类,纲举目张,原委条贯,易于阅读,尤其书上眉注眉批皆为经验之谈,不但可以帮助读者正确认识妇科要旨,更有助于临床治疗上的知常达变。故武氏之书流行颇广。

明代杰出的医药学家李时珍所著的《本草纲目》对月经的生理、正常周期以及异常症候也有论述和发挥。他说:"女子,阴类也,以血为主。其血上应太阴,下应海潮,月有盈亏,潮有朝夕,月事一月一行,与之相符,故谓之月水、月信、月经……女子之经,一月一行,其常也;或先或后,或通或塞,其病也。复有变常,而古人并未言及者,不可不知。有行只吐血衄血,或眼耳出血者,是谓逆行……有一生不行而受胎者,是谓暗经。"这是根据中医学说天人相应之理来解释妇女月经的周期性。

明代还有张景岳的《景岳全书·妇人规》,对妇科的生理病理提出不少卓越的见解,对后世妇产科学的发展影响较大。主要学术思想是对女性生理的认识,认为妇女必须注重冲任、脾肾、阴血。如在《经脉诸脏病因》中说:"女人以血为主,血旺则经调而子嗣……故治妇人之病,当以经血为先。"在《经不调》中又说:"调经之要,贵在补脾胃以资血之源;养肾气以安血之室。"以及"行经之际,大忌寒凉等药"等治疗法则。

至清代,妇人杂病科和产科合为妇人科或女科。当时的著作有:肖慎斋的《女科经论》,主要是综合前人的理论,分门别类以编次,但无治疗方药。还有陈修园的《女科要旨》、沈尧封的《女科辑要》及无名氏的《竹林女科》、阎纯玺的《胎产心法》等。而对后世影响较大者有《傅青主女科》。该书对带下、血崩、种子以及妊娠、小产、难产、正产、产后等病均有简要的论述。其立论强调肝、脾、肾对妇女生理病理特点的作用。在调气血、健脾胃、补肝肾中又特别强调保护阴血,且论证治病关顾全面。总之,全书谈症不落古人窠臼,制方不失古人准绳,用药纯和,无一峻品,辨证详明,一目了然。其次,对后世妇产科学有影响的是亟斋居士的《达生编》,书中以简要而通俗的文字论述胎产时应注意的临产六字真言:"睡、忍痛、慢临盆",提出分娩是个生理现象,不必惊慌和操之过急。此六字真言对后世医家在产科治疗中仍有指导意义。此外,《医宗金鉴·妇科心法要诀》为清代吴谦所著,在妇科方面都有较大的贡献。

清末民初以至新中国成立后的几十年间,中医妇科学也有一定的发展。清末时期由于西洋医学的渗入,出现了"中西汇通"的浪潮,著名医家唐容川、张锡纯等是其中的代表人物。虽然他们没有妇产科学专书,但在其代表著作中每有论及妇科的内容。如唐容川的《血证论》中论述了经血、崩带、瘀血、蓄血、产血、经闭、胎气、抱儿痨等。张锡纯的《医学衷中参西录》有《妇女科》和《女科方》的内容,比较重视调理脾肾和活血祛瘀,如理冲汤(丸)、安冲汤、固冲汤治月经病,寿胎丸用于安胎等,效果显著,为医家所常用。

此外，张山雷著有《女科读》（又名《沈氏女科辑要笺正》），该书以沈尧封的《沈氏女科辑要》为基础，结合自己的经验以引申其义，为之笺正。强调辨证施治，反对固执。对方药使用，有独到见解，敢于在该书中吸收新知，引用新说。

清末民初和新中国成立后还有严鸿志的《女科精华》《女科证治约旨》和《女科医案选粹》（均属退思庐医书），恽铁樵的《妇科大略》、秦伯末的《妇科学》以及蒲辅周的《中医对几种妇女病的治疗法》、时逸人编写的《中国妇科病学》等等，对妇科学理论均有一定造诣。

新中国成立以来，中西医结合在妇科学领域也取得不少的成绩。如中医中药治疗宫颈癌；针灸纠正胎位，可防治难产；中西医结合非手术治疗宫外孕；中医中药治疗功能性子宫出血等等。特别是 1956 年建立中医高等教育学府以后，连续组编了四版中医妇科统一教材，出版了《中国医学百科全书·中医妇科学》，培养了一大批中医妇科人才，为妇女的保健事业做出了贡献。同时，随着中医中药在国际上地位的逐步提高，中医妇科的科研成果也参与国际间的交流。

第二章　女性生殖系统解剖

第一节　外生殖器

外生殖器为生殖器的外露部分,又称外阴。位于耻骨联合至会阴及两股内侧之间,包括阴阜、大小阴唇、阴蒂、前庭大腺、尿道口及阴道口等。

一、阴阜

是覆盖于耻骨联合前上方隆起的脂肪软垫,成年妇女阴阜上有阴毛丛生,呈倒置三角形分布。

二、大阴唇

为阴阜两侧向下延伸的丰满皮肤皱襞,下方在会阴体前相融合,称会阴后联合。内含脂肪、结缔组织及静脉丛,创伤后易形成血肿。

三、小阴唇

在大阴唇内侧,为两片薄片皱襞,皮脂腺较多,表面湿润。血管与神经较丰富,感觉灵敏。上方或前端各分为二叶,包绕阴蒂,在中线融合,上叶为阴蒂包皮,下叶为阴蒂系带;后端在阴道口下方相连。形成阴唇系带,与处女膜之间形成一深窝,称舟状窝,分娩后即消失。

四、阴蒂

为圆柱形勃起组织,位于两侧小阴唇顶端,相当于男性的阴茎,分为头、体和脚三部,由海绵样组织和不随意肌组成,富含神经血管,受伤后易出血。

五、阴道前庭

为两小阴唇之间的菱形区,前方有尿道外口,后方有阴道口。阴道口有黏膜皱襞环绕一周,称"处女膜"。开口多在中央,未婚时呈圆形或半月形,亦有呈筛状者;婚后处女膜破裂呈星形裂口,分娩后因进一步撕裂而呈锯龄状隆组织,称“处女膜痕”。临床上一般可根据处女膜的形式,分辨未婚、已婚或经产者。

六、前庭大腺(巴氏腺)

位于前庭下方阴道口的两侧,开口于小阴唇内侧中、下三分之一交界处,性冲动时分泌黏液润滑阴道,有炎症时管口发红,如腺管闭塞,可形成脓肿或囊肿。

七、会阴

为阴道口和肛门之间的一段软组织,由皮肤、肌肉及筋膜组成。由会阴浅、深横肌、球海绵体肌及肛门外括约肌等肌腱联合组成的中心腱,称“会阴体”,厚约3～4cm,表层较宽厚,深部逐渐变窄呈楔形。会阴是骨盆底的一部分,起重要支持作用。分娩时会阴部所受压力最大,保护不好可造成裂伤,如不及时处理,日后可发生膀胱及(或)直肠膨出以及子宫脱垂等。

第二节　内生殖器

内生殖器包括阴道、子宫、输卵管及卵巢,后二者常被称为子宫附件。

一、阴道

为性交器官及月经血排出与胎儿娩出的通道,呈扁平管状,外窄内宽,顶端有子宫颈凸出,环绕子宫颈周围的部分,称“阴道穹窿”。分为前后左右四个部分,以后穹窿较深。阴道前壁长约7～9cm,以一层较薄的疏松结缔组织与尿道及膀胱相隔。后壁长约10～12cm,上段仅有很薄的组织(仅有阴道壁和子宫直肠陷凹的一层腹膜)和腹腔隔开,中段为一层较薄的疏松结缔组织与直肠相隔,上段和出口与直肠及会阴相毗邻。阴道黏膜有很多皱折,黏膜下肌肉层及疏松结缔组织,伸展性很大。阴道黏膜无分泌腺,细胞含有糖原,经阴道杆菌分解后产生乳酸,使阴道保持一定的酸度(pH4.5),有防止致病菌繁殖的作用。阴道上皮细胞受卵巢性激素的影响而发生周期性变化。因此,将脱落的阴道上皮细胞作涂片染色检查,是了解卵巢功能的方法之一。

二、子宫

是产生月经和孕育胎儿的器官,位于骨盆腔中央,在膀胱与直肠之间,如倒置、前后略扁的梨形,子宫大小与年龄及生育有关,未产者约长7.5cm、宽5cm、厚3cm,子宫可分为底、体与颈三个部分，上三分之二为“子宫体部”；体的上部两侧输卵管入口线以上稍隆突部为“子宫底部”，下三分之一为“子宫颈部”，子宫颈下半部伸入阴道称“宫颈阴道段”，上半部为“宫颈阴道上段”。宫腔呈倒置三角形，深约6cm，上方两角为“子宫角”，通向输卵管。下端狭窄为“峡部”，长约1cm，其下通向宫颈管。峡部上界因解剖上较狭窄，有人称之为“宫颈解剖内口”，下界因黏膜在此由子宫内膜转变为宫颈内膜，称“宫颈组织内口”。峡部在妊娠期逐渐扩展，临产时形成子宫下段。宫颈管为梭形上为内口，下开口于阴道，为宫颈外口，未产者呈圆点状，已产者因分娩时裂伤，多呈“一”字形。宫颈以外口为界，分为上下两唇。宫颈宽约1.5～2.5cm，硬度如软骨。输尿管由上向下在距宫颈侧仅约2～2.5cm处，在子宫动脉的后方与之交叉，再向下经阴道侧穹窿顶端绕向前方进入膀胱壁。在此区域内行妇科手术时，必须警惕，防止损伤输尿管。宫体与宫颈比例因年龄而异，婴儿期为1:2，青春期为1:1，生育期为2:1。子宫正常稍向前弯曲，前壁俯卧于膀胱上，与阴道几乎成直角，位置可随膀胱直肠充盈程度的不同而改变。

子宫壁由外向内为浆膜、肌层及黏膜（即内膜）三层。黏膜又分功能层（致密层与海绵层）与基底层两部分。青春期开始，受卵巢激素的影响，功能层发生周期性变化（增殖、分泌及脱落），而基底层无周期性变化。肌层最厚，分为内、中、外三层。外层多纵行，内层环行，中层肌纤维交织如网，分娩后收缩可压迫贯穿其间的血管，起止血作用。浆膜层紧紧覆盖宫底及宫体，在前方相当于峡部下界处折向膀胱，形成“子宫膀胱皱襞”。浆膜疏松地覆盖着峡部，在行子宫下段剖宫产术及子宫切除术时，即在此切开腹膜，推开膀胱，露出子宫下段及颈部。子宫后壁浆膜则向下掩盖宫颈上段及阴道后壁上段，反折至直肠，形成“子宫直肠陷窝”，此为腹腔最低部分。与阴道后穹窿仅有阴道壁、少量结缔组织及一层腹膜相隔。临床上，当腹腔内出血或感染化脓时，血液或脓液多积于此，可从阴道后穹窿进行穿刺抽吸或切开引流，以达诊断、治疗目的。

三、子宫韧带

（一）阔韧带

是子宫浆膜前后叶在子宫两侧会合后形成如翼形的腹膜皱襞，两侧向盆壁伸展，与腹膜壁层相延续，其间主要含有少量结缔组织及丰富的血管。阔韧带的上缘为游离部分，内侧2/3包绕输卵管，外侧1/3由输卵管伞端延达盆壁，称“骨盆漏斗韧带”（简称盆漏斗韧带），卵巢动、静脉由此韧带穿过。在阔韧带下部，横行于子宫两侧和骨盆侧壁之间为一对坚韧的平滑肌与结缔组织纤维束，是固定宫颈，维持子宫位置的主要结构，称“主韧带”。子宫动、静脉及输尿管贯穿其间。

（二）圆韧带

为一对近圆形的肌纤维束，有腹膜覆盖。起于子宫底两角输卵管的前下方，向前向外延续，通过腹肌沟管止于阴阜及大小阴唇内，有维持子宫前倾的作用。

（三）子宫骶骨韧带

由宫颈后上方两侧向后伸延，绕过直肠两侧止于第二、第三骶骨前的筋膜，将宫颈向后上方牵引，有间接维持子宫前倾的作用。

四、输卵管

输卵管位于子宫底的两侧，长约 8 ~ 14cm，由内向外分为四部，即间质部，为通过子宫肌壁的部分，管腔狭窄，长约 1cm；峡部，为紧连子宫角的较狭窄部分，长约 2 ~ 3cm；壶腹部，为外侧较宽大部分，长约 5 ~ 8cm；伞端或漏斗部，为输卵管末端，形似漏斗，游离端有很多细伞，开口于腹腔。输卵管由腹膜、肌织膜及黏膜三层组成，黏膜有很多皱襞，愈近伞端愈厚，皱襞也愈多。炎症可造成黏膜粘连，致管腔变窄或堵塞，可引起输卵管妊娠或不孕。黏膜表面为单层高柱状细胞，其中有分泌细胞及纤毛细胞，纤毛向宫腔方向摆动。肌织膜与黏膜相反，愈近子宫愈厚，收缩时使输卵管向宫腔方向蠕动，加上纤毛的摆动，有助于卵子或受精卵向宫腔输入。

五、卵巢

为女性生殖腺，有产生卵子及女性性激素的功能。卵巢呈扁椭圆形，左右各一，成年妇女的卵巢约 3.5cm ×2.5cm ×1.5cm 大小，色灰白，位于阔韧后方输卵管之下，由卵巢系膜与阔韧带后叶相连，内侧借卵巢固有韧带与子宫相接，外侧与盆漏斗韧带相连。卵巢由里向外为髓质、皮质、白膜及表面上皮。髓质内含大量血管、神经和淋巴管；皮质含有大量处于不同发育阶段的卵泡及黄体和白体等。白膜为一层白色纤维组织，外覆单层立方形上皮细胞，为生发上皮。

第三节　女性生殖器官血液供应

女性生殖器的血液供应，主要来自子宫动脉、卵巢动脉、阴道动脉及阴部内动脉。

一、子宫动脉

来自髂内动脉前支，沿盆壁下行，至阔韧带基底部急向内弯曲，在相当于子宫颈内口水平离子宫约2cm处跨越输尿管，达子宫侧缘，分为上下两支，上支为主干，沿子宫侧壁迂回上行，供血给子宫前后壁，在宫底分为卵巢、输卵管及宫底三支；下支供血给宫颈、阴道上部及部分膀胱，与阴道动脉吻合。临床上，子宫动脉、输尿管及子宫颈之间的解剖关系有重要的意义。在切除子宫时，易在此处发生出血或损伤输尿管，必须警惕。

二、卵巢动脉

在第二腰椎左边由腹主动脉分出下行，经盆漏斗韧带上缘向中线横行，分支供血给卵巢及输卵管，最后与子宫动脉上行支吻合。

三、阴道动脉

由髂内动脉前支分出，供血给阴道中部及部分膀胱，与子宫动脉的阴道支吻合。阴道下段则由痔中动脉与阴部内动脉供血。

四、阴部内动脉

由髂内动脉前支或中支分出，先由坐骨大孔穿出骨盆腔，绕过坐骨棘，再由坐骨小孔进入会阴肛门区，分出痔下动脉，供血给直肠下段及肛门，最后分支供血给会阴、阴唇及阴蒂等处。盆腔静脉与各同名动脉伴行，接受各相应区域的血流回流，子宫和阴道静脉汇入髂内静脉，右侧卵巢静脉回流入下腔静脉，左侧多终于肾静脉。

第四节　女性生殖器官淋巴分布

女性生殖器官有丰富的淋巴管及淋巴结。均伴随相应的血管而行，首先汇入沿髂动脉的各淋巴结，然后注入主动脉周围的腰淋巴结，最后在第二腰椎处汇入胸导管的乳糜池。当生殖器发生炎症或癌肿时，沿着回流的淋巴管传播，可引起相应的淋巴结肿大。女性生殖器淋巴分外生殖器淋巴与内生殖器淋巴两组。

一、外生殖器淋巴

分深浅两部分，均汇入髂外淋巴结组。腹股沟浅淋巴结位于腹股沟韧带下方，约

10～20 个，一部分收容外生殖器、会阴、阴道下段及肛门部淋巴；另一部分沿大隐静脉收容会阴及下肢的淋巴。腹股沟深淋巴结位于股静脉内侧之股管内，收容阴缔、股静脉区淋巴及腹股沟浅淋巴。

二、内生殖器淋巴

此组淋巴结沿髂动脉排列，分髂外、髂内与髂总淋巴结。再向上到腹主动脉旁的腰淋巴结，尚有 1～2 个位于骶骨与直肠之间的骶淋巴结。子宫体及底部淋巴与输卵管、卵巢淋巴均输入腰淋巴结；子宫体两侧淋巴可沿子宫圆韧带进入腹股沟浅淋巴结；阴道上段与子宫颈淋巴大部分汇入闭孔和髂内淋巴结，小部分汇入髂外淋巴结，并经子宫骶骨韧带入骶前淋巴，阴道后壁和直肠淋巴也输入骶前淋巴结；膀胱的淋巴输入髂淋巴结。

第五节　邻近器官

盆腔内其他器官与生殖器官在位置上相互邻接，且血管、淋巴及神经系统也有密切的联系。

一、尿道

女性尿道长约 2～4cm，以膀胱三角尖端开始，于阴道前方、耻骨联合后面向前下走行，穿过泌尿生殖膈至阴蒂下方，形成尿道外口，由随意肌构成外括约肌，尿道内口括约肌由不随意肌构成。

二、膀胱

为一壁薄的空腔器官，成人正常容量约 350～500ml，位于小骨盆内。分为膀胱顶、膀胱底两部。膀胱顶部被腹膜覆盖，向后移行至子宫前壁，形成膀胱腹膜反折。

三、输尿管

起始于肾盂止于膀胱，为一对肌性的圆索状长管，长约 30cm，分为腰段、骨盆段及膀胱壁段，其上段在腹膜后，沿腰大肌前侧下降，在骶髂关节处，从髂外动脉前跨过，进入盆腔，下行达阔韧带底部，再向前内走行，于近宫颈约 2cm 处，在子宫动脉后方与之交叉，经阴道侧穹窿绕向前，穿过膀胱宫颈韧带前后叶，最后进入膀胱壁。

四、直肠

位于小骨内,全长约 15 ~ 20cm,前面与子宫及阴道后壁相邻。后面为骶骨,上接乙状结肠,下连肛管。

第六节　骨盆

女性骨盆是产道的重要组成部分,是胎儿经阴道娩出的必经之路,其大小、形状直接影响到分娩。因此,对其构造和特点,应有较清楚的了解。

一、骨盆的组成

(一)骨盆的构成

骨盆是由骶骨、尾骨和两块髋骨(由髂骨、坐骨及耻骨融合而成)所组成。骶骨与髂骨和骶骨与尾骨间,均有坚强韧带支持联结,形成关节,一般不能活动,妊娠后在激素的影响下,韧带稍许松弛,各关节因而略有松动,对分娩有利。

两侧髂耻线及骶岬上缘的连线形成骨盆"骨盆界线"。该界线将骨盆分成上下二部,上为大骨盆或称假骨盆,下为小骨盆或真骨盆(简称骨盆)。大骨盆能支持妊娠时增大的子宫,但与分娩无关。临床上可通过观察大骨盆的形状和测量某些径线等,来间接了解真骨盆的情况。

(二)骨盆的关节

耻骨联合:两耻骨间有纤维软骨连接。

骶髂关节:位于骶骨与髂骨间,有宽厚的骶髂骨韧带连接。

骶尾关节:活动性较大,分娩时可后移 2cm,使骨盆出口径线增大。

(三)骨盆特点

骨盆四壁:耻骨联合短而宽,耻骨弓角度较大,骶岬突出较小,坐骨棘平伏,骨盆腔呈圆筒形,浅而宽。

骨盆入口:近乎圆形或椭圆形。

骨盆出口:宽大、坐骨结节间距宽阔。

二、骨盆腔

骨盆腔为一前短后长的弯曲圆柱形管道,为便于了解分娩时胎儿在产道中的行经过程，现将骨盆的形状，按以下三个平面分别叙述。

（一）入口平面

为大小骨盆的交界面（即盆腔的入口），呈横椭圆形，径线如下：

前后径为耻骨联合上缘至骶岬前缘中点距离，又称骶耻内径，平均长约 11cm。

横径是入口平面最大径线，为两髂耻线间的最宽距离，平均约 13cm。

斜径左右各一条，为一侧骶髂关节至对侧髂耻隆突间的距离，长约 12.5cm。从左骶髂关节至右髂耻隆突者为左斜径，反之为右斜径。

临床上以前后径为最为重要，扁平骨盆的前后径较小，将影响儿头入盆。

（二）骨盆中段

中上段为骨盆腔的最宽大部分，近似圆形，其前方为耻骨联合后方的中点，两侧相当于髋臼中心，后缘位于第二、三骶椎之间。下段为骨盆的最小平面（所谓的中平面）系耻骨联合下缘、坐骨棘至骶骨下端的平面，呈前后径长的椭圆形。前后径约 11.5cm，横径（坐骨棘间径）长约 10cm。

（三）出口平面

由两个以坐骨结节间径为其共同底线的三角平面组成。前三角的顶为耻骨联合下缘，两侧边为耻骨降支，后三角的顶为尾骨尖，两侧边为骶骨结节韧带。坐骨结节间径，即出口横径，平均长 9cm。耻骨联合下缘至尾骨尖间距离为其前后径，平均长 9.5cm。分娩时尾骨尖可向后移 1.5 ~ 2cm，使前后径伸长至 11 ~ 11.5cm。两侧耻骨降支在耻骨联合下方形成一接近直角的耻骨弓。由耻骨联合下缘至坐骨结节间径的中点称“前矢状径”，平均长 6cm；骶尾关节至坐骨结节间径的中点称“后矢状径”，平均长 9cm。临床上单纯出口平面狭窄少见，多同时伴有骨盆中平面狭窄。

（四）骨盆地

骨盆地是指连接骨盆腔各平面中心上部的假想轴线。此线上段向下向后、中段向下、下段侧向下向前。

三、骨盆底

骨盆底由三层肌肉和筋膜组成，它封闭骨盆出口，并承载和支持分腔内的器官。

（一）外层

为会阴浅筋膜与肌肉组成，包括会阴浅横肌、球海绵体肌、坐骨海绵体肌和肛门外括约肌。均会合于阴道处口与肛门之间，形成会阴中心腱。

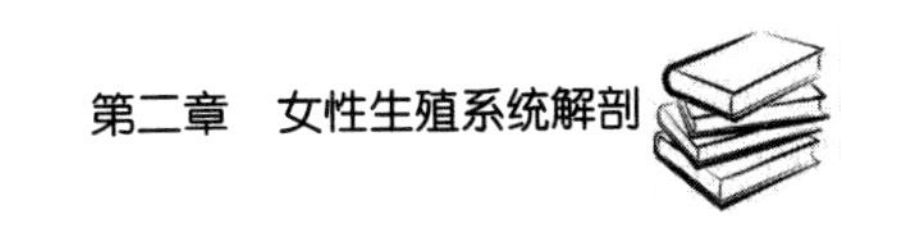

（二）中层

为尿生殖膈，覆盖在耻骨弓及两坐骨结节间所形成的骨盆出口前部的三角平面上。包括会阴深横肌及尿道括约肌。

（三）内层

称为盆膈，由提肛肌、盆筋膜组成，为尿道、阴道、直肠所贯穿。

第三章　正常妊娠

妊娠是胚胎和胎儿在母体内发育成长的过程。卵子受精是妊娠的开始，胎儿及其附属物自母体排出是妊娠的终止。妊娠全过程平均约38周，是非常复杂、变化极为协调的生理过程。

第一节　受精及受精卵发育、输送与着床

精液射入阴道内，精子离开精液经宫颈管进入宫腔，与子宫内膜接触后。子宫内膜白细胞产生淀粉酶解除精子顶体酶上的“去获能因子”。此时的精子具有受精能力，称精子获能。获能的主要部位是子宫和输卵管。卵子从卵巢排出经输卵官伞部进入输卵管内，停留在壶腹部与峡部连接处等待受精。男女成熟的生殖细胞（精子和卵子）的结合过程称受精。受精发生在排卵后12小时内。整个受精过程约需24小时。当精子与卵子相遇，精子顶体外膜破裂释放出顶体酶，溶解卵子外围的放射冠和透明带，称顶体反应。借助酶的作用，精子穿过放射冠和透明带。精子头部与卵子表面接触之时，开始受精过程，其他精子不再能进入。已获能的精子穿过次级卵母细胞透明带为受精的开始，卵原核与精原棱融合为受精的完成，形成受精卵标志诞生新生命。

受精卵开始进行有丝分裂的同时，借助输卵管蠕动和纤毛推动，向子宫腔方向移动，约在受精后第3日，分裂成由16个细胞组成的实心细胞团，称桑葚胚。也称早期囊胚。约在受精后第4日，早期囊胚进入子宫腔并继续分裂发育成晚期囊胚。约在受精后第6～7日，晚期囊胚透明带消失之后侵入子宫内膜的过程，称受精卵着床（imbed）。

受精卵着床需经过定位（apposition）、粘着和穿透（penetration）3个阶段。着床必须具备的条件有：①透明带必须消失；②囊胚细胞滋养细胞必须分化出合体滋养细胞；③囊胚和子宫内膜必须同步发育并相互配合；④孕妇体内必须有足够数量的黄体酮，子宫有一个极短的敏感期允许受精卵着床。此外，由受精后24小时的受精卵产生的

早孕因子能抑制母体淋巴细胞活性,防止囊胚被母体排斥,并发现环磷酸腺苷(cAMP)能促使子宫组织中 DNA 的合成。

受精卵着床后,子宫内膜迅速发生蜕膜变,致密层蜕膜样细胞增大变成蜕膜细胞。按蜕膜与囊胚的部位关系,将蜕膜分为 3 部分:①底蜕膜:与囊胚极滋养层接触的子宫肌层之间的蜕膜,以后发育成为胎盘的母体部分;②包蜕膜:覆盖在囊胚表面的蜕膜,随囊胚发育逐渐突向富腔。由于蜕膜高度伸展。缺乏营养而逐渐退化,约在妊娠 12 周因羊膜腔明显增大,使包蜕膜和真蜕膜相贴近,子宫腔消失,包蜕膜与真蜕膜逐渐融合,于分娩时这两层已无法分开。③真蜕膜:底蜕膜及包蜕膜以外覆盖子宫腔的蜕膜。

第二节　胎儿附属物的形成及其功能

胎儿附属物是指胎儿以外的组织,包括胎盘、胎膜、脐带和羊水。

一、胎盘

胎盘(placenta)是母体与胎儿间进行物质交换的器官,是胚胎与母体组织的结合体。由羊膜、叶状绒毛膜和底蜕膜构成。

1. 羊膜构成胎盘的胎儿部分

是胎盘最内层,羊膜是附着在绒毛膜板表面的半透明薄膜。羊膜光槽,无血管、神经及淋巴,具有一定的弹性。正常羊膜厚 0.05mm,白内向外由单层无纤毛立方上皮细胞层、基底膜、致密层、成纤维细胞层和海绵层 5 层组成。电镜见上皮细胞表面有微绒毛,随妊娠进展而增多,以增强细胞的话动能力。

2. 叶状绒毛膜构成胎盘的胎儿部分

占妊娠足月胎盘主要部分,晚期囊胚着床后,滋养层迅速分裂增生。内层为细胞滋养细胞,是分裂生长的细胞;外层为合体滋养细胞。是执行功能的细胞,由细胞滋养细胞分化而来。在滋养层内面有一层细胞称胚外中胚层,与滋养层共同组成绒毛膜。胚胎发育至 13 ~ 21 日时,为绒毛膜发育分化最旺盛的时期。此时胎盘的主要结构——绒毛逐渐形成。绒毛形成历经 3 个阶段:①一级绒毛:指绒毛膜周围长出不规则突起的舍体滋养细胞小梁,逐渐呈放射状排列,绒毛膜深部增生活跃的细胞滋养细胞也伸入进去,形成台体滋养细胞小梁的细胞中心索,此时或称初级绒毛,初具绒毛形态;②二级绒毛:指初级绒毛继续增长,其细胞中心索伸展至合体滋养细胞的内层,且胚外中胚层也长人细胞中心索,形成间质中心索;③三级绒毛:指胚胎血管长人间质中心索。约在受精后第3周末,当绒毛内血管形成时。建立起胎儿胎盘循环。

与底蜕膜相接触的绒毛,因营养丰富发育良好,称叶状绒毛膜。从绒毛膜板伸出的绒毛干,逐渐分支形成初级绒毛干、次级绒毛干和三级绒毛干。向绒毛间隙伸展,形成终末绒毛网。绒毛末端悬浮于充满母血的绒毛间隙中的称游离绒毛,长人底蜕膜中的称固定绒毛。一个初级绒毛干及其分支形成一个胎儿叶,一个次级绒毛干及其分支形成一个胎儿小叶。一个胎儿叶包括几个胎儿小叶。每个胎盘有60~80个胎儿叶、200个胎儿小叶。由蜕膜板长出的胎盘隔。将胎儿叶不完全地分隔为母体叶,每个母体叶包含数个胎儿叶,每个母体叶有其独自的螺旋动脉供应血液。

每个绒毛干中均有脐动脉和脐静脉,随善绒毛干一再分支,脐血管越来越细。绒毛发育三阶段模式图最终成为毛细血管进入绒毛末端。胎儿血液以每分钟约500ml流量流经胎盘。

孕妇子宫螺旋动脉(也称子宫胎盘动脉)穿过蜕膜扳进入母体叶,血液压力约为60~80mmHg,母体血液靠母体压差,以每分钟500ml流速进入绒毛间隙,绒毛闻隙的血液压力约为10~50mmHg。再经蜕膜板流人蜕膜静脉网,此时压力不足8mmHg母儿间的物质交换均在胎儿小叶的绒毛处进行。可见胎儿血液是经脐动脉直至绒毛毛细血管壁,经与绒毛间隙中的母血进行物质交换,两者不直接相通。而是隔着绒毛毛细血管壁、绒毛间质及绒毛表面细胞层,靠的是渗透、扩散和细胞选择力,再经脐静脉返回胎儿体内。母血则经底蜕膜螺旋动脉开口通向绒毛间隙内,再经开口的螺旋静脉返回孕妇体内。

绒毛组织结构:妊娠足月胎盘的绒毛表面积达12~14m^2,相当于成人肠道总面积。绒毛直径随妊娠进展变小,绒毛内胎儿毛细血管所占空间增加,绒毛滋养层主要由合体竣养细胞组成。细胞滋养细胞仅散在可见,数目极少。滋养层的内层为基底膜,有胎盘屏障作用。

3.底蜕膜构成胎盘的母体部分

占妊娠足月胎盘很小部分。底蜕膜表面覆盖一层来自固定绒毛的滋养层细胞与底蜕膜共同形成绒毛间隙的底,称蜕膜板。从此板向绒毛膜方向伸出一些蜕膜间隔,一般不超过胎盘全层厚度的2/3.将胎盘母体面分成肉眼可见的20个左右母体叶。

二、妊娠足月胎盘的大体结构

妊娠足月胎盘呈圆形或椭圆形,重约450~650g(胎盘实质重量受胎血及母血蒸瀑影响较大),直径 16~20cm,厚 1~3cm,中间厚,边缘薄。胎盘分为胎儿面和母体面。胎盘胎儿面的表面被覆羊膜呈灰蓝色,光滑半透明,脐带动静脉从附着处分支向四周呈放射状分布.直达胎盘边缘。脐带动静脉分支穿过绒毛膜板,进入绒毛干及其分支。胎盘母体面的表面呈暗红色,胎盘隔形成若干浅沟分成20个左右母体叶。

三、胎膜

胎膜是由绒毛膜和羊膜组成。胎膜外层为绒毛膜,在发育过程中缺乏营养供应而逐渐退化萎缩成为平滑绒毛膜,至妊娠晚期与羊膜紧密相贴,但能与羊膜分开。胎膜内层为羊膜,与覆盖胎盘、脐带的羊膜层相连。于妊娠 14 周末,羊膜与绒毛膜的胚外中胚层相连封闭胚外体腔,羊膜腔占据整个子宫腔并随妊娠进展而逐渐增大。胎膜含有甾体激素代谢所需的多种酶活性,故和甾体激素代谢有关。胎膜含多量花生四烯酸(前列腺素前身物质)的磷脂,且含有能催化磷脂生成游离花生四烯酸的溶酶体,故胎膜在分娩发动上有一定作用。

四、脐带

体蒂是脐带的始基,胚胎及胎儿借助脐带悬浮于羊水中。脐带是连接胎儿与胎盘的带状器宫,脐带一端连于胎儿腹壁脐轮。另一端附着于胎盘胎儿面。妊娠足月胎儿的脐带长约30~70cm,平均约50cm,直径1.0~2.5cm,表面被羊膜覆盖呈灰白色。脐带断面中央有一条管腔较大、管壁较薄的脐静脉;两侧有两条管腔较小、管壁较厚的脐动脉。血管周围为含水量丰富来自胚外中胚层的胶样胚胎结缔组织称华通胶,有保护脐血管的作用。由于脐血管较长,使脐带常呈螺旋状迂曲。脐带是母体及胎儿气体交换、营养物质供应和代谢产物排出的重要通道。若脐带受压致使血流受阻时。缺氧可致胎儿窘迫。甚至危及胎儿生命。

五、羊水

充满在羊膜腔内的液体称羊水。妊娠不同时期的羊水来源、容量及组成均有明显改变。

(一)羊水的来源

妊娠早期的羊水。主要是母体血清经胎膜进入羊膜腔的透析液。这种透析也可经脐带华通胶和胎盘表面羊膜进行,但量极少。当胚胎血循环形成后。水分和小分子物质还可经尚未角化的胎儿皮肤漏出。此时羊水成分除蛋白质含量及钠浓度偏低一柏一外。与母体血清及其他部位组织间液成分极相似。

妊娠中期以后,胎儿尿液是羊水的重要来源。妊娠 11~14 周时,胎儿肾脏已有排泄功能,于妊娠 14 周发现胎儿膀胱内有尿液,胎儿尿液排至羊膜腔中,使羊水的渗透压逐渐降低,肌酐、尿素、尿酸值逐渐增高。此时期胎儿皮肤的表皮细胞逐渐角化。不再是羊水的来源。胎儿通过吞咽羊水使羊水量趋于平衡。胎肺虽可吸收羊水,但其量甚微,对羊水量无大的影响。

(二)羊水的吸收

羊水的吸收约 50% 由胎膜完成。胎膜在羊水的产生和吸收方面起重要作用,尤其是与子宫蜕膜接近的部分,其吸收功能远超过覆盖胎盘的羊膜。妊娠足月胎儿每日吞咽羊水约 500ml,经消化道进入胎儿血循环,形成尿液再排至羊膜腔中,故消化道也是吸收羊水的重要途径。此外。脐带每小时可吸收羊水 40~50ml。胎儿角化前皮肤也有吸收羊水功能,但量很少。

(三)母体、胎儿、羊水三者间的液体平衡

羊水在羊膜腔内并非静止不动。而是不断进行液体变换,以保持羊水量的相对恒定。母儿间的液体交换,主要通过胎盘,每小时约 3600ml。母体与羊水的交换,主要通过胎膜,每小时约 400ml。羊水与胎儿的交换。主要通过胎儿消化管、呼吸道、泌尿道以及角化前皮肤等,交换量较少。

(四)羊水性状、成分

羊水的成分 98% 是水,另有少量无机盐类、有机物荷尔蒙和脱落的胎儿细胞。羊水的数量,一般来说会随着怀孕周数的增加而增多,在 20 周时,平均是 500 毫升;到了 28 周左右,会增加到 700 毫升;在 32~36 周时最多,约 1000~1500 毫升;其后又逐渐减少。因此,临床上是以 300~2000 毫升为正常范围,超过了这个范围称为"羊水过多症",达不到这个标准则称为"羊水过少症",这两种状况都是需要特别注意的。

羊水在早孕时即形成,这时羊水主要来源于母亲血液的透析物质,部分来自胎儿的血浆。孕 4 个月时,胎儿的尿液混入羊水中,羊水中溶质的浓度下降,钠含量下降。足月时,胎儿的尿液进入羊水中,使得羊水的渗透压较妈妈与胎儿血浆低。随着孕龄的进展,羊水量也增加。妊娠 7 个月时羊水量可达 1000 毫升,以后又逐渐减少,到足月妊娠时羊水量约为 500~800 毫升,而在妊娠过期时羊水又显著减少。

在正常生理情况下,羊水更新较快,一般认为羊水每 3 小时就会更新一次,羊水在胎儿的生理代谢方面起着非常重要的作用。

从羊水的形成机理中可以看出,在早孕时羊水的成分与母亲血浆相同,只是蛋白质成分低。随着孕龄的进展,来源于胎儿肺的磷脂逐渐积聚于羊水中。羊水中98%~99%是水,1%~2%溶质。羊水中也含有葡萄糖、脂肪和有机物。医学上常化验羊水中的某些成分来了解胎儿的健康状况。整个孕期胎儿都在羊水中舒适地度过。

羊水与胎儿关系密切:实际上羊水与胎儿之间有较密切的关系,医生常常依据羊水的性状,间接了解胎儿在宫内的生长情况是否正常,反之也可以通过胎儿的健康状况来了解羊水的情况。

(五)羊水的功能

保护胎儿胎儿在羊水中自由活动,不致受到挤压,防止胎体畸形及胎肢粘连;保持羊膜腔内恒温;适量羊水避免子宫肌壁或胎儿对脐带直接压迫所致的胎儿窘迫;有利于胎儿体液平衡,若胎儿体内水分过多可采取胎屎方式排至羊水中;临产宫缩时,尤在第一产程初期,羊水直接受宫缩压力能使压力均匀分布,避免胎儿局部受压。

保护母体妊娠期减少因胎动所致的不适感;临产后,前羊水囊扩张子宫颈口及阴道;破膜后羊水冲洗阴道减少感染机会。

第三节　妊娠期母体变化

由于胚胎、胎儿生长发育的需要。在胎盘产生的激素参与下,在神经内分泌的影响下,孕妇体内各系统发生一系列适应性的解剖和生理变化。了解妊娠期母体变化,有助于做好孕期保健工作,对患有器质性疾病的孕妇,应根据妊娠期间所发生的变化,考虑能否承担妊娠,为防止病情恶化尽早采取积极措施。

一、生殖系统的变化

(一)子宫

宫体逐渐增大变软。妊娠早期子宫呈球形或椭圆形且不对称,受精卵着床部位的子宫壁明显突出。妊娠12周以后,增大的子宫渐呈均匀对称并超出盆腔,可在耻骨联合上方触及。妊娠晚期的子宫呈不同程度右旋,与乙状结肠在盆腔左旋占据有关。

宫腔容量非孕时约5ml,至妊娠足月约5000ml,增加1000倍。子宫重量非孕时约50g,至妊娠足月约1000g,增加20倍,主要是子宫肌细胞肥大,由非孕长20pm、宽2tan,至妊娠足月长500pm、宽l0pm,胞浆内充满具有收缩活性的肌动蛋白和肌浆球蛋白。为临产后子宫阵缩提供物质基础。子宫肌壁厚度由非孕时约lcm,于孕中期逐渐增厚达2.0～2.5cm。至孕末期又渐薄，妊娠足月时厚度约为0.5～1.0cm。子宫增大最初受内分泌激素的影响，以后的子宫增大则因宫腔内压力的增加。

子宫各部的增长速度不一。宫底部于妊娠后期增长最快。宫体部含肌纤维最多，子宫下段次之，宫颈最少，以适应临产后子宫阵缩由宫底部向下递减，促使胎儿娩出。

自妊娠12～14周起，子宫出现不规则无痛性收缩，可由腹部检查时触知，孕妇有时自己也能感觉到。特点为稀发和不对称，尽管其强度及频率随妊娠进展而逐渐增加，但宫缩时宫腔内压力不超过1.3～2.0kPa，故无疼痛感觉，称Braxton Hicks收缩。

子宫动脉由非孕时屈曲至妊娠足月时变直，以适应胎盘内绒毛间隙血流量增加的需要。妊娠足月时子宫血流量约为500～700ml/minB，较非孕时增加4～6倍，其中5%供肌层。10%～15%供子宫蜕膜层，80%－85%供胎盘。当宫缩时，子宫血流量明显减少。

子宫峡部位子宫体与宫颈之间最狭窄部位。非孕时长约1锄，妊娠后变软，妊娠10周时子宫峡部明显变软。妊娠12周以后，子宫峡部逐渐伸展拉长变薄，扩展成为宫腔的一部分，临产后可伸展成为产道的一部分，此时称子宫下段。

宫颈于妊娠早期，粘膜充血及组织水肿，致使外观肥大、紫蓝色及变软。宫颈管内腺体肥大。宫颈黏液增多，形成黏稠的粘液栓，有保护宫腔免受外来感染侵袭的作用。接近临产时，宫颈管变短并出现轻度扩张。由子宫颈鳞柱状上皮交接部外移。宫颈表面出现糜烂面，称假性糜烂。

（二）卵巢

妊娠期略增大，停止排卵。一侧卵巢可见妊娠黄体。妊娠黄体于妊娠10周前产生雌激素及孕激素，以维持妊娠的继续。黄体功能于妊娠10周后由胎盘取代。黄体在妊娠3－4个月时开始萎缩。

（三）输卵管

妊娠期输卵管伸长，但肌层并不增厚。黏膜上皮细胞变扁平，在基质中可见蜕膜细胞。有时粘膜呈蜕膜样改变。

（四）阴道

妊娠期粘膜变软，充血水肿呈紫蓝色。皱襞增多，伸展性增加。阴道脱落细胞增加，分泌物增多常呈白色糊状。阴道上皮细胞含糖原增加，乳酸含量增多，使阴道分泌物值降低，不利于一般致病苗生长，有利于防止感染。

(五)外阴

妊娠期外阴部充血，皮肤增厚，大小阴唇色素沉着，大阴唇内血管增多及结缔组织变松软，故伸展性增加。小阴唇皮脂腺分泌增多。

二、乳房的变化

乳房于妊娠早期开始增大，充血明显。孕妇自觉乳房发胀或偶有刺痛，浅静脉明显可见。腺泡增生使乳房较硬韧，乳头增大变黑，易勃起。乳晕变黑，乳晕外围的皮脂腺肥大形成散在的结节状小隆起，称蒙氏结节。

妊娠期间胎盘分泌大量雌激素刺激乳腺腺管发育，分泌大量孕激素刺激乳腺腺泡发育。乳腺发育完善还需垂体催乳激素、胎盘生乳索以及胰岛素、皮质醇、甲状腺激素等的参与。已知乳腺细胞膜有垂体催乳激素受体，细胞质内有雌激素受体和孕激素受体。妊娠期虽有大量的多种激素参与乳腺发育，作好泌乳准备。但妊娠期间并无乳汁分泌，与大量雌、孕激素抑制乳汁生成有关。于妊娠末期，尤其在接近分娩期挤压乳房时，可有数滴稀薄黄色液体溢出称初乳。正式分秘乳汁需在分娩后。

三、循环系统的变化

(一)心脏

妊娠后期因膈肌升高，心脏向左、向上、向前移位，更贴近胸壁，心尖搏动左移约1咖，心浊音界稍扩大。心脏移位使大血管轻度扭曲，加之血流量增加及血流速度加快，在多数孕妇的心尖区可听及Ⅰ～Ⅱ级柔和吹风样收缩期杂音，产后逐渐消失。心脏容量从妊娠早期至妊娠末期约增加10%，心率于妊娠晚期每分钟约增加10～15次。心电图因心脏左移出现轴左偏。心音图多有第一心音分裂。

(二)心排出量

心排出量增加对维持胎儿生长发育极重要。心排出量约自妊娠10周开始增加，至妊娠32周达高峰，左侧卧位测量心排出量较未孕时约增加30%，每次心排出量平均约为80ml，此后持续此水平直至分娩。孕妇心排出量对活动的反应较未孕妇女明显。临产后，特别在第二产程期间。心排出量显著增加。

(三)血压

在妊娠早期及中期血压偏低。在妊娠晚期血压轻度升高。一般收缩压无变化。舒张压因外周血管扩张、血液稀释及胎盘形成动静脉短路而轻度降低。使脉压稍增大。孕妇体位影响血压，坐位高于仰卧位。

（四）静脉压

妊娠对上肢静脉压无影响。股静脉压于妊娠20周开始，于仰卧位、坐位或站立时均明显升高.从妊娠前0.0kt́a增至0.196～0.294kt́a，系因妊娠后盆腔血液回流至下腔静脉的血量增加，增大的子宫压迫下腔静脉使血掖回流受阻。侧卧位时能解除子宫的压迫，改善静脉回流。由于下肢、外阴及直肠静脉压增高。加之妊娠期静脉壁扩张，孕妇容易发生下肢、外阴静脉曲张。孕妇若长时间处于仰卧位姿势，能引起回心血量碱少，心排出量随之减少使血压下降，称仰卧位低血压综合征。

四、血液的改变

（一）血容量

从妊娠第6周后，血浆容量即开始上升，至第20周时，比非孕时增加20%，到孕24周则迅速上升，增加45%～50%，第24周以后速度减慢，于妊娠第32～34周逐渐达高峰，孕34周血浆容量最多增加可达1000～1200ml，此后维持此水平直至分娩。产褥期血浆容量下降，但在产后48～120小时可暂时性增高，此种升高可能与钠的潴留及产后第3天醛固酮的排泄暂时性增加有关，产后2～3周，血浆容量恢复正常。

妊娠期血浆容量增幅与孕妇体态、大小无关，但与胎儿体重密切相关。此外，经产妇的增加多于初产妇，双胎妊娠较单胎为多。妊娠期血容量的增加是一种适应性改变，主要为适应增大的子宫及高度增生的血管系统的需要。

（二）血细胞成分变化

1.红细胞

血容量增加，包括血浆容量和红细胞的增加，由于血浆容量增加，孕妇自妊娠第6～20周起，红细胞计数、血红蛋白（Hb）浓度及血细胞比容（HCT）均下降。孕20周以后，红细胞容量开始上升，此后整个妊娠期间持续增长，直至足月达最高峰，比非孕状态增加30%。红细胞平均可以增加约500ml，产后第6周恢复到正常。血红蛋白总量与红细胞总量的变化是平行的。在妊娠第26～28周时，Hb浓度及HCT保持不变，随后，两者轻度上升，妊娠末期Hb平均增加约200mg，产后6周恢复到正常水平。妊娠期由于血浆容量的增加超过了红细胞容量增加，因此血液被稀释，红细胞计数约为3.6×10^12/l（非孕妇女约为4.2×10^12/L），血红蛋白（Hb）值约为110g/L（非孕妇女约为130g/L），HCT从非孕时的0.38～0.47降至0.31～0.34。因此孕妇贫血的诊断标准相对降低。世界卫生组织（wH0）采用血红蛋白浓度110g/L，血细胞比容（HCT）0.30为妊娠期正常值的最低限度。

2. 白细胞

妊娠期白细胞倾向于增高，妊娠期白细胞数有很大的个体差异，从妊娠7～8周开始增加，至妊娠30周达高峰；一般在(10～12)×10^9/l，临产及产褥期显著增高，偶可高达25×10^9/L，持续至产后2周以后，其分类趋向于左移，外周血涂片中可见少量中幼及晚幼粒细胞，中性粒细胞碱性磷酸酶积分亦有增加。胞浆中常出现Dohle小体。中性粒细胞增多，嗜酸粒细胞减少，淋巴细胞计数相对减少。

3. 血小板

妊娠期血小板的生成有所增加，与红细胞容量的增加相平行，但由于血浆容量增加造成的稀释作用，使妊娠期妇女的血小板有下降趋势，孕妇体内的血小板数量变化不恒定，可以保持在正常范围内，也可以轻度降低。但产后1～2天血小板数常增高，至第10天达高峰，可达600×10^9/L，以后逐渐回复正常，这有利于产后的止血。在血小板的质量方面，妊娠期尤其是妊娠后期，血小板的黏附功能增加，一方面可使孕妇分娩时易于止血，另一方面又会增加血栓形成及弥散性血管内凝血(DIC)发生的机会。

(三)血浆凝血因子及血液黏稠度改变

妊娠期血液处于高凝状态，凝血因子Ⅱ、Ⅴ、Ⅶ、Ⅷ、Ⅸ、Ⅹ均增加，仅凝血因子Ⅺ、Ⅻ降低。妊娠晚期凝血酶原时间及部分孕妇凝血活酶时间随妊娠进展可轻度缩短。胎盘及蜕膜含大量组织因子(凝血因子Ⅲ)，与血液凝血活酶不同，不需要更多因子的激活，在胎盘剥离的表面很快发生血液凝固。凝血时间无明显改变。血浆纤维蛋白原比非孕妇女约增加50%，于妊娠末期可达4～5g/L(非孕妇女约为3g/L)，改变了红细胞表面负电荷，可出现红细胞缗钱样排列，使红细胞沉降率加快。妊娠期纤维蛋白溶酶原增加，纤溶活性降低。由于血液稀释，从妊娠早期开始血浆蛋白降低，至妊娠中期为60～65g/L。主要是白蛋白减少，以后可持续此水平直至分娩。妊娠期间，血液相对稀释对孕妇十分有利。

血液稀释可减轻心脏用以推动血液转运的能量而缓和由于心排血量增加所造成的心脏负担。

血浆容量相对增加可引起肾血流的相应增加，有利于体内代谢产物的排出。

妊娠期基础代谢率及热量产生提高50%，血容量增加有利于过多热量的散发。

血浆容量增加可防止妊娠期由于静脉回流受阻所产生的不良反应。

加强产妇在分娩期失血过多时的代偿功能。

可使缓冲氢离子的缓冲系统得到额外增加，加强孕妇对酸中毒的代偿功能。

（四）促红细胞生成素水平的改变

促红细胞生成素（EPO）是一种刺激骨髓红系造血的糖蛋白造血因子，其中85%～90%由肾脏产生，另外10%来自肝脏产生，极少量在脑、肺、睾丸中产生。EPO主要作用于骨髓红系祖细胞，即红系集落形成单位（CFU－E），使其不断增殖、分化、成熟为原始红细胞和早幼红细胞。EPO还可加速幼红细胞各阶段的分化及网织红细胞从骨髓释放入血。妊娠期间由于血浆容积增加多于红细胞的增加，出现生理性贫血，致使肾脏缺氧，从而刺激EPO生成增多。

妊娠期EPO水平明显升高，随孕龄增长其浓度有增加的趋势，在妊娠早期EPO水平接近非孕期，妊娠中期升高，妊娠晚期明显升高，足月时EPO水平是非妊娠期（非贫血状态）的2～4倍。有研究认为，妊娠27周是EPO的功能转换点，在27周前EPO的水平在贫血与非贫血之间无明显差异，而在27周后贫血患者的EPO水平明显升高。Huch等发现，仅在妊娠晚期血红蛋白与EPO呈负相关，这主要是由于在妊娠早期，为满足胎儿生长发育的需要，孕妇的肾血流量增加及2,3－二磷酸甘油酸增多，氧解离曲线右移，增加了肾的供氧量，从而导致EPO对贫血的反应迟钝。但在妊娠晚期由于胎盘及皮肤的血液循环扩大，肾血流量相对减少，而且血浆增加达峰值（120%～150%），相对血液稀释更加明显，使肾组织缺血、缺氧，产生EPO增多。此外，有学者认为妊娠晚期随着其他一些激素的分泌增加，也可影响EPO的产生，如胎盘生乳素（HPL）、催乳素均可增加内源性EPO的活性，肾上腺皮质激素和甲状腺素也可通过提高基础代谢率，加速组织的耗氧率而刺激EPO产生。新的观点亦认为，妊娠晚期胎盘可产生EPO。这些均足以说明妊娠晚期EPO水平增加的原因。妊娠晚期贫血发病率高，其中90%为缺铁性贫血，由于铁是红细胞生成及血红蛋白合成的主要成分，所以缺铁和缺氧一样，可间接影响肾脏的氧供应，刺激肾脏产生EPO。

（五）妊娠期铁的代谢

1. 血清铁

血清铁到妊娠末期时稍下降，至足月时稍增高。主要是妊娠期体液增加，而血清铁总量不变。产褥期血清铁很快地减少。产后4～5天水平最低，约第8天恢复正常。

2. 转铁蛋白

血浆中转铁蛋白由孕早期末的正常值，逐渐上升至孕晚期的最高峰，以后稍下降。产后第1周转铁蛋白的浓度仍有增加，以后恢复正常。

3. 储存铁

骨髓铁的储存在妊娠时减少，未补铁的孕妇至孕足月时，铁的储备已明显减少。血清铁 10.7μmol/L(60μg/dl)，转铁蛋白的饱和度小于 16%，可视为缺铁。

4. 妊娠期铁的吸收

Hahn 等用 59 铁标记二价铁证实，随着妊娠时间延长，铁的吸收逐渐增加。Lyengar 等发现，妊娠早期铁的吸收量为 10%，妊娠中期为 25%，妊娠晚期为 30%。

新生儿出生时约有 275mg 的铁是来自母体。母体的转铁蛋白复合体与胎盘表面的受体结合，铁从转铁蛋白分离，并很快转运到胎儿循环中，与胎儿的转铁蛋白结合，分布到胎儿的肝、脾等红细胞生成组织。铁从母体通过胎盘到胎儿是单方面运转。尽管母亲严重缺铁，也必须满足胎儿的需要。

妊娠期铁的平衡：在妊娠前半期，食物中的铁能供给每日孕妇基本排泄的0.8～1mg。怀孕后由于闭经，能够节约铁约 225mg。因此，铁的需要量并不增加。但在妊娠后期，由于红细胞增加及胎儿生长发育的需要，铁的需要量迅速增加。红细胞与血红蛋白增加 30%，约需增加铁 500～600mg；胎儿的生长需铁 300～400mg，故妊娠后期总的需铁量约大于 900mg。胎盘形成及产后失血，需要铁 300～400mg，如果再加上早孕反应影响铁的摄入及产后血容量恢复，破坏多余的红细胞又增加储铁等方面的影响。一次妊娠时净需铁估计 670～1650mg。孕妇每日需铁量 3.5～7.5mg；产后哺乳每日需铁 1mg。若食物中铁的补充不足，则需要动用贮备铁。故妊娠后半期，孕妇每天必须补充 4mg 以上铁，方可以避免因缺铁引起贫血。Suspan 估计，一次妊娠需要两年正常饮食才可以补足铁的贮备。

五、泌尿系统的变化

由于孕妇及胎儿代谢产物增多，肾脏负担过重。妊娠期肾脏略增大，肾血浆流量(RPF)及肾小球滤过率(GFR)于妊娠早期均增加，以后在整个妊娠期间维持高水平，RPF 比非孕时约增加 35%，GFR 约增加 50%。RPI 与 GFR 均受体位影响，孕妇仰卧位尿量增加，故夜尿量多于日尿量。代谢产物尿素、尿酸、肌酸、肌酐等排泄增多，其血中浓度则低于非孕妇女。

由于 GFR 增加，肾小管对葡萄糖再吸收能力不能相应增加，约 15% 孕妇饭后可出现糖尿，应注意与真性糖尿病相鉴别。受孕激素影响，泌尿系统平滑肌张力降低。自妊娠中期肾盂及输尿管轻度扩张，输尿管增粗及蠕动减弱，尿流缓慢，且右侧输尿管受右旋妊娠子宫压迫。加之输尿管有尿液逆流现象。孕妇易患急性肾盂肾炎，以右侧多见。

六、呼吸系统的变化

妊娠期间胸廓改变主要表现为肋膈角增宽、肋骨向外扩展，胸廓横径及前后径加宽使周径加大。孕妇于妊娠中期耗氧量增加10% ~20%，而肺通气量约增加40%，有过度通气现象，有利于供给孕妇本身及胎儿所需的氧，通过胎盘排出胎儿血中的二氧化碳。于妊娠晚期子宫增大，膈肌活动幅度减少，胸廓话动加大，以胸式呼吸为主，气体交换保持不减。呼吸次数于妊娠期变化不大，每分钟不超过20次，但呼吸较深。

归纳妊娠期肺功能的变化有：①肺活量无明显改变；②通气量每分钟约增加40%，主要是潮气量约增加39%；③残气量约减少20%；④肺范换气量约增加65%；⑤上呼吸道（鼻、咽、气管）黏膜增厚，轻度充血水肿，使局部抵抗力减低，容易发生感染。

七、消化系统的变化

受大量雌激素影响，齿龈肥厚，易患齿龈炎致齿龈出血。牙齿易松动及出现龋齿。妊娠期胃肠平滑肌张力降低，贲门括约肌松弛，胃内酸性内容物可反流至食管下部产生“烧心”感。胃酸及胃蛋白酶分泌量减少。胃排空时间延长，容易出现上腹部饱满感，故孕妇应防止饱餐。肠蠕动减弱，粪便在大肠停留时间延长出现便秘，常引起痔疮或使原有痔疮加重。

肝脏不增大，肝功能无明显改变。胆囊排空时间延长，胆道平滑肌松弛，胆计稍粘稠使胆汁淤积。妊娠期同容易诱发胆石病。

六、皮肤的变化

妊娠期垂俸分泌促黑素细胞激素（MSH）增加，加之雌、孕激素大量增多。使黑色素增加，导致孕妇乳头、乳晕、腹白线、外阴等处出现色素沉着。颧面部并累及眶周、前额、上唇和鼻部，边缘较明显，呈蝶状褐色斑，习称妊娠黄褐斑，于产后逐渐消退。

随妊娠子宫的逐渐增大，加之肾上腺皮质于妊娠期间分越糖皮质激素增多。该激素分解弹力纤维蛋自，使弹力纤维变性，加之孕妇腹壁皮肤张力加大，使皮肤的弹力纤维断裂，呈多量紫色或淡红色不规则平行的条纹状萎缩斑，称妊娠纹，见于初产妇。旧妊娠纹呈银白色，见于经产妇。

七、内分泌系统的变化

（一）垂体

妊娠期腺垂体增生肥大明显。嗜酸细胞肥大增多称妊娠细胞。

促性腺激素(Gn)在妊娠早期,由于妊娠黄体继而又由于胎盘分泌大量雌激素及孕激素,对下丘脑及腺垂体的负反馈作用,使促性腺激素分泌减少,故妊娠期间卵巢内的卵泡不再发育成熟,也无排卵。

催乳激素(PRL)从妊娠7周开始增多,随妊娠进展逐渐增量。催乳激素有促进乳腺发育的作用,为产后泌乳作准备。分娩后若不哺乳,于产后3周内降至非孕时水平,哺乳者则多在产后80～100日或更长时间才降至非孕时水平。

(二)肾上腺皮质

皮质醇为主要的理糖激素,因妊娠期雌激素大量增加,使中层束状带分泌的皮质醇增多3倍,进入血循环后,75%与肝脏产生的皮质甾类结合球蛋白结合,15%与白蛋白结合。血循环中皮质醇虽大量增加,但仅有10%为起活性作用的游离皮质醇,故孕妇无肾上腺皮质功能亢进表现。

醛固酮为主要的理盐激素。使外层球状带分泌的醛固酮于妊娠期增加4倍,但仅有30%～40%为起活性作用的游离醛固酮,故不致引起过多水钠潴留。

睾酮使内层网状带分泌的睾酮略有增加,表现为孕妇阴毛及腋毛增多增粗。

(三)甲状壕

妊娠期由于腺组织增生和血运丰富,甲状腺呈均匀增大,约比非孕时增大65%。受大量雌激素影响,肝脏严生的甲状腺索结合球蛋白增加2～3倍。血循环中的甲状腺激素虽增多,但游离甲状腺激素并未增多,故孕妇通常无甲状腺功能亢进表现。孕妇与胎儿体内的促甲状腺激素均不能通过胎盘,而是各自负责自身甲状腺功能的调节。

八、新陈代谢的变化

基础代谢率基础代谢率于妊娠早期稍下降,于妊娠中期逐渐增高,至妊娠晚期可增高15%～20%。

体重于妊娠13周前体重无明显变化。妊娠13周起体重平均每周增加350g,直至妊娠足月时体重平均约增加12.5lg,包括胎儿、胎盘、羊水、子宫、乳房、血液、组织问藏及脂肪沉积等。

碳水化合物代谢妊娠期胰岛功能旺盛,分泌胰岛素增多,使血循环中的胰岛素增加,故孕妇空腹血糖值稍低于非孕妇女,做糖耐量试验时血糖增高幅度大且恢复延迟。已知于妊娠期闻注射胰岛素后降血糖效果不如非孕妇女。提示靶细胞有拮抗胰岛素功能或因胎盘产生胰岛素酶破坏胰岛素,故妊娠期间胰岛素需要量增多。

脂肪代谢妊娠期肠道吸收脂肪能力增强,血脂增高,脂肪能较多积存。妊娠期能量消耗多,糖原储备减少。若遇能量消耗过多时,体内动用大量脂肪使血中酮体增加。发生酮血症。孕妇尿中出现酮体多见于妊娠剧吐时。或产妇因产程过长、能量过度消耗使糖原储备量相对减少时。

蛋白质代谢孕妇对蛋白质的需要量增加,呈正氮平衡状态。孕妇体内储备的氮(1g 氮等于 6.25g 蛋白质),除供给胎儿生长发育及子宫、乳房增大的需要外,还为分娩期消耗作准备。

水代谢妊娠期机体水分平均约增加 7L,水钠潴留与排泄形成适当比例而不引起水肿。但至妊娠末期组织间液可增加 1~2L。

矿物质代谢胎儿生长发育需要大量钙、磷、铁。胎儿骨骼及胎盘的形成。需要较多的钙,妊娠末期的胎儿体内含钙 25g、磷 14g,绝大部分是妊娠最后 2 个月内积累,至少应于妊娠最后 3 个月补充维生素 D 及钙,以提高血钙值。胎儿造血及酶合成需要较多的铁,孕妇储存铁量不足,需补充铁剂,否则会因血清铁值下降发生缺铁性贫血。

九、骨骼、关节及韧带的变化

骨质在妊娠期间一般无改变,仅在妊娠次数过多、过密又不注意补充维生素 D 及钙时,能引起骨质疏松症。部分孕妇自觉腰骶部及肢体疼痛不适,可能与松弛素使骨盆韧带及椎骨间的关节、韧带松弛有关。妊娠晚期孕妇重心向前移,为保持身体平衡,孕妇头部与肩部应向后仰,腰部向前挺,形成典型孕妇姿势。

第四节　胎儿发育及其生理特点

一、不同孕周胎儿发育的特征

胎儿发育的特征,以 4 周为一个孕龄单位。在受精后 6 周(即妊娠 8 周)称胚胎,是其主要器官结构完成分化时期,在胚胎期间主要器官已完成分化。从受精后第 7 周(即妊娠第 9 周)起称胎儿,是其各器官进一步发育渐趋成熟时期。胎儿发育特征如下:

妊娠 4 周末:可以辨认胚盘与体蒂。

妊娠 8 周末:胚胎初具人形、头大占整个胎体一半。能分辨出眼、耳、鼻、口。四肢已具雏形。B 型超声可见早期心脏形成并有搏动。

妊娠12周末：胎儿身长约9cm，体重约20g。外生殖器已发生，部分可辨出性别。胎儿四肢可活动，肠管已有蠕动，指趾已分辨清楚，指甲形成。

妊娠16周末：胎儿身长约16cm，体重约100g。从外生殖器可确定胎儿性别。头皮已长出毛发，胎儿已开始出现呼吸运动。皮肤菲薄，呈椿红色，无皮下脂肪。除胎儿血红蛋白外，开始形成成人血红蛋白。部分经产妇已能自觉胎动。

妊娠20周末：胎儿身长约25cm，体重约300g。皮肤暗红，全身覆有胎脂并有毳毛，开始出现吞咽、排尿功能。检查孕妇时可听到胎心音。

妊娠24周末：胎儿身长约30cm，体重约700g。各脏器均已发育，皮下脂肪开始沉积，因量不多皮肤仍呈皱缩状，出现眉毛及眼毛。

妊娠28周末：胎儿身长约35cm，体重约1000g。皮下脂肪沉积不多。皮肤粉红，有时可有胎脂。可以有呼吸运动，但肺泡Ⅱ型细胞产生的表面活性物质含量较少。出生后易患特发性呼吸窘迫综合征。若能加强护理。可能存活。

妊娠32周末：胎儿身长约40cm，体重约1700g。皮肤深红，面部毳毛已脱落。生活力尚可。出生后注意护理，可以存活。

妊娠36周末：胎儿身长约45cm，体重约2500g。皮下脂肪较多，毳毛明显减少，面部皱褶消失。指(趾)甲已达指(趾)端。出生后能啼哭及吸吮，生活力良好。此时出生基本可以存活。

妊娠40周末：胎儿身长约50cm，体重约3000g。发育成熟，胎头双顶径值>9皮肤粉红色，皮下脂肪多，头发粗，长度>2cm。外观体形丰满，除肩、背部有时尚有毳毛外，其余部位的毳毛均脱落。足底皮肤有纹理，指(趾)甲超过指(趾)靖。男性胎儿睾丸已降至阴囊内，女性胎儿大小阴唇发育良好。出生后哭声响亮，吸吮能力强，能很好存活。

胎儿身长的增长速度有规律，临床上常用新生儿身长作为判断胎儿月份的依据。

二、胎儿的生理特点

(一)循环系统

胎儿循环不同于成人，营养供给和代谢产物排出均需由脐血管经过胎盘、母体来完成。

1.解剖学特点

脐静脉一条，来自胎盘的血液经脐静脉进入肝及下腔静脉，生后胎盘循环停止。脐静脉闭镇成肝圆韧带，脐静脉的末支——静脉导管闭锁成静脉韧带。

脐动脉两条,来自胎儿的血液经脐动脉注入胎盘与母血进行物质交换,生后脐动脉闭镇与相连的闭锁的腹下动脉形成腹下韧带。

动脉导管位于肺动脉及主动脉弓之间。生后肺循环建立后,肺动脉血液不再流入动脉导管,动脉导管闭锁成动脉韧带。

卵圆孔位于左右心房之间,右心房的血液可经卵圆孔直接进入左心房。生后出现自主呼吸,肺循环建立,胎盘循环停止,左心房压力增高,右心房压力降低,卵圆孔于生后数分钟开始关闭,多在生后 6 ~8 周完全闭锁,极少终生不闭铤,但很少有临床症状。

2. 血循环特点

来自胎盘的血液沿胎儿腹前壁进入体内分为 3 支:一支直接入肝,一支与门静脉合入肝,此两支的血液经肝静脉入下腔静脉;另一支为静脉导管直接入下腔静脉。可见进入右心房的下腔静脉血是混台血,有来自脐静脉含氧量较高、营养较丰富的血液。也有来自胎儿身体下半身古氧量较低的血液。

卵圆孔位于左右心房之间。由于卵圆孔开口处正对着下腔静脉入口,从下腔静脉进入右心房的血液,绝大部分经卵圆孔进入左心房。而上腔静脉进入右心房的血液。很少通过甚至不通过卵圆孔流向右心房,随后进入肺动脉。

由于肺循环阻力较大。肺动脉血液大部分经动脉导管流入主动脉,首先供应心、头部及上肢,仅约 1/3 血液经肺静脉入左心房。左心房的血液进入左心室,继而进入升主动脉、降主动脉直至全身后,经腹下动脉再经脐动脉进入胎盘,与母血进行交换。可见胎儿体内无纯动脉血,而是动静脉混合血,各部位血氧含量只有程度上的差异。进入肝、心、头部及上肢的血液含氧量较高及营养较丰富以适应需要。注入肺及身体下半部的血液含氧量及营养较少。

(二)血液

1. 红细胞生成

胎儿血循环约于受精后 3 周末建立,其红细胞主要来自卵黄囊。于妊娠 10 周,肝是红细胞生成的主要器宫。以后骨髓、脾逐渐具有造血功能。于妊娠足月骨髓产生 90% 红细胞。于妊娠 32 周红细胞生成素大量产生。故妊娠 32 周以后的早产儿及妊娠足月儿的红细胞数均增多。胎儿红细胞的生命周期短,故需不断生成红细胞。

2. 血红蛋白生成

血红蛋白在原红细胞、幼红细胞和网织红细胞内合成,包括原始血红蛋白、胎儿血红蛋白和成人血红蛋白。随妊娠进展。血红蛋白不仅数量增多,且其类型也从原始型向成人型过渡。在妊娠前半期,均为胎儿血红蛋白,至妊娠最后 4 ~6 周,成人血红蛋白增多，至临产时胎儿血红蛋白仅占25%。含胎儿血红蛋白的红细胞，对氧有较高亲台力，这与红细胞膜通透性增加有关。

3. 白细胞生成

妊娠8周以后。胎儿血循环出现粒细胞。于妊娠12周胸腺、脾产生淋巴细胞，成为体内抗体的主要来源。构成防止病原苗感染及对抗外来抗原的又一道防线。

（三）呼吸系统

胎儿呼吸功能是由母儿血液在胎盘完成气体交换。胎儿出生前需具备呼吸道（包括气管直至肺泡）、肺循环及呼吸肌的发育，在中枢神经系统支配下能活动协调方能生存。B型超声于妊娠1周可见胎儿胸壁运动，妊娠16周时出现能使羊水进出呼吸道的呼吸运动，具有使肺泡扩张及生长的作用，每分钟30～70次，时快时慢，有时也很平稳。若出现胎儿窘迫时，正常呼吸运动暂时停止，出现大喘息样呼吸运动。

（四）消化系统

妊娠11周时小脑有蠕动，至妊娠16周胃肠功能基本建立，胎儿吞咽羊水，吸收水分，同时能排出尿液控制羊水量。尽管胎儿蛋白分解能力尚未发育成熟，但其胃肠确实能吸收氨基酸、葡萄糖及其他可溶性营养物质，对吸收脂肪功能较差。

胎儿肝功能尚不健全，因肝内缺乏许多酶，如葡萄糖醛酸基转移酶、尿苷二磷酸葡萄糖脱氢酶等，以致不能结合因红细胞破坏产生的大量游离胆红素。胆红素主要经胎盘排出，并由母体肝代谢后排出体外。仅有小部分在肝内结合，经胆道排人小肠氧化成胆绿素。胆绿寨的降解产物导致胎粪呈黑绿色。此外。胎肝还参与妊娠期雌激素的代谢。

（五）泌尿系统

妊娠11～14周时胎儿肾已有排尿功能，于妊娠14周胎儿膀胱内已有尿液。B型超声可测出膀胱内尿量。从而明确妊娠中期起，羊水的重要来源是胎儿尿液。胎儿肾对抗利尿激素（ADH）无反应，不能浓缩尿液。

（六）内分泌系统

胎儿甲状腺于妊娠第6周开始发育。是胎儿发育的第一个内分泌腺。约在妊娠12周已能合成甲状腺激素。胎儿肾上腺发育良好。其重量与胎儿体重之比远超过成年人，且胎儿肾上腺皮质主要由胎儿带组成，约占肾上腺的85%以上。能产生大量甾体激素，尤其是产生硫酸脱氢表雄酮。与胎儿肝、胎盘、母体共同完成雌三醇的台成。因此，测定孕妇血或尿液雌三醇值。已成为了解胎儿胎盘功能最常用的方法。研究资

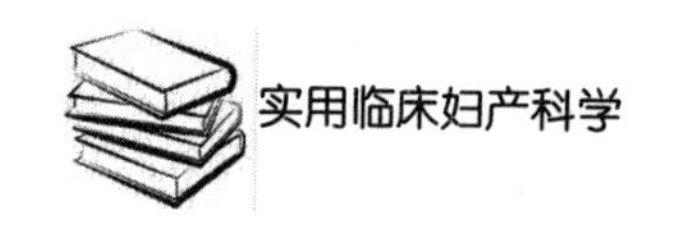

料表明，胎儿肾上腺与胎儿自身发育、分娩发动、分娩时的应激可能均有关，如无脑儿的肾上腺萎缩，若不伴有羊水过多，容易发生过期妊娠。

（七）生殖系统殖性腺分化发育

男胎与女胎之比约为106:100。男性胎儿睾丸于妊娠第9周开始分化发育，至妊娠14～18周形成细精管。当有了睾丸时。刺激间质细胞分泌睾酮，促使中肾管发育，支持细胞产生副中肾管抑制物质，副中肾管发育受到抑制而退化。还原酶使睾酮衍化为二氢睾酮。外生殖器向男性分化发育。男性胎儿睾丸于临产前才降至阴囊内，右侧睾丸高于左侧且下降较迟。

女性胎儿卵巢于妊娠11～12周开始分化发育，因缺乏副中肾管抑制物质，致使剐中肾臂系统发育，形成明道、子宫、输卵管。外生殖器向女性分化发育。女性胎儿受母体雌激素影响，子宫内膜及阴道上皮增生，宫颈腺体分泌黏液，可在生后出现撤激素性阴道流血或液性白带。无需特殊处理。

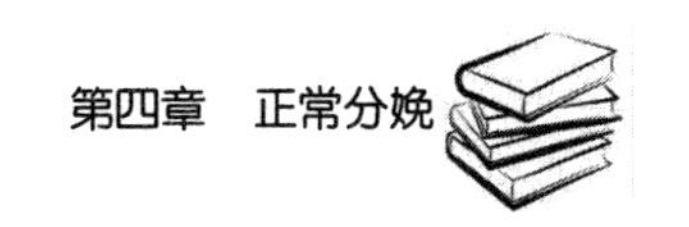

第四章　正常分娩

妊娠28周以后，胎儿及其附属物由母体经产道娩出的过程，称为分娩。孕期满37周至不满42周间分娩者，称为足月产：孕期满28周至不满37周间分娩者，称为早产；孕42周或超过42周分娩者，称为过期产。

第一节　分娩动因

分娩发动的确切原因至今尚不清楚，可能是多方面因素相互作用的结果，目前认为与下列因素有关。

一、内分泌控制理论

1. 肾上腺皮质激素

胎儿肾上腺皮质能分泌大量皮质醇及C19类固醇，随着妊娠之发展胎儿肾上腺不断增大，产生之皮质醇及C19类固醇亦相应增多，这些物质经胎儿、胎盘单位合成的雌三醇含量亦源源上升，高浓度的非结合型雌三醇可促使蜕膜内PGF2a的合成增加，从而激发子宫收缩。

2. 前列腺素

子宫平滑肌对前列腺素具有高度敏感性，随着妊娠的进展，羊水及母血中含量增高，子宫壁张力逐渐加大，临产前蜕膜中贮存大量前列腺素前身物质，加之内分泌的变化，均有利于前列腺素的合成。它可能是引起宫缩，促使分娩发动的因素。

3. 催产素

妊娠过程中胎先露下降，宫颈受压，通过神经反射刺激丘脑下部，作用脑垂体后叶，使之释放催产素。前列腺素亦能通过丘脑下部使垂体后叶释放催产素。催产素释放速度随产程进展而增加，目前认为催产素对维持产程进展有更重要的意义。

4. 雌激素

雌激素能使子宫肌肉对催产素的敏感性增强,产生规律性宫缩。妊娠期雌激素主要由胎儿、胎盘共同产生。随着妊娠的进展,雌激素逐渐增加,孕激素相对减少,当雌、孕激素比值改变达到一定程度后,子宫肌肉对催产素的敏感性进一步增加而发生宫缩。此外,雌激素尚能使子宫肌肉合成 PGF2a,对分娩发动产生作用。

5. 孕激素

孕激素来自胎盘,分娩前未见血中浓度下降,推测可能是蜕膜内孕激素含量的局部降低,雌孕激素比值改变而引起宫缩。

二、神经介质理论

子宫肌肉层有 a、β 肾上腺素能受体。兴奋 α⁻受体可刺激子宫收缩,兴奋 β⁻受体可抑制子宫收缩,去甲肾上腺有兴奋 α⁻受体作用,这些内源性物质的释放,可能与分娩发动有关。

三、子宫膨胀理论

妊娠末期胎儿生长迅速,子宫腔内压力增加,使子宫壁过度膨胀,子宫肌纤维受到机械性伸展。胎先露下降,子宫下段及子宫颈受压通过神经反射刺激丘脑下部,作用垂体后叶,释放催产素,引起宫缩。临床上羊水过多、双胎妊娠等多易发生早产。采用宫颈扩张及胎膜剥离进行引产,也是依据这个理论。

第二节　决定分娩的三个因素

决定分娩的三个因素是产力、产道及胎儿。这三个重要因素既相互联系,又都有它的特殊性,各因素间始终存在着的矛盾,如能相互适应,矛盾不断转化统一,分娩则能顺利进行。

一、产力

指将胎儿及其附属物从子宫内逼出的力量。包括子宫收缩力、腹肌及膈肌收缩力和肛提肌收缩力。

(一)子宫收缩力(简称宫缩)

是临产后的主要力量,能迫使宫颈短缩、子宫颈口扩张,胎先露下降及胎儿、胎盘娩出。宫缩从分娩开始一直持续到分娩结束，临产后正常宫缩具有以下特点：

1. 节律性

宫缩具有节律性是临产的重要标志之一。宫缩是具有节律的阵发性收缩，每次阵缩由弱渐强（进行期），并维持一定时间（极期），随后再由强渐弱（退行期），直到消失进入间歇期。宫缩时子宫壁血管受压，胎盘血液循环暂时受到一定干扰，两次宫缩间歇，子宫肌肉基本放松，胎盘血液循环恢复。此节律性对胎儿有利。阵缩如此反复出现，直到分娩全过程结束。临产开始时宫缩持续30秒，间歇期约5~6分钟。随着产程进展，子宫阵缩时间延长，间歇期渐短当宫口开全之后，子宫收缩持续可达60秒，间歇期可短至1~2分钟。宫缩强度随产程进展也逐渐增加，宫腔压力于临产初期可升高至3.3~4.0KPa（25~30mmHg），于第一产程末可增至5.3~8.0KPa（40-60mmHg），于第二产程期间可达13.3~20.0KPa（100~150mmHg），而间歇期宫腔压力则为0.8~1.6KPa（6~12mmHg）。

2. 对称性和极性

正常宫缩起自两侧子宫角部（受起搏点控制），以微波形式迅速向子宫底中线集中，左右对称，然后以每秒约2cm的速度向子宫下段扩散，约15秒均匀协调地遍及整个子宫，此为子宫收缩的对称性。子宫收缩力以子宫底部最强最持久，向下则逐渐减弱，子宫底部收缩力几乎是子宫下段的两倍，此为子宫收缩的极性。

3. 缩复作用

子宫平滑肌与其他部位的平滑肌和横纹肌不同。子宫体部为收缩段，子宫收缩时，其肌纤维短缩变宽，收缩之后肌纤维虽又重新松驰，但不能完全恢复到原来的长度，经过反复收缩，肌纤维越来越短，这种现象称为缩复作用。随着产程进展，缩复作用使子宫腔内容积逐渐缩小，迫使胎先露下降及子宫颈管逐渐展平。

（二）腹肌膈肌收缩力

是第二产程时娩出胎儿的重要辅助力量。当宫口开全后，胎先露已下降至阴道。每当宫缩时，胎先露部或前羊水囊压迫骨盆底组织及直肠，反射性地引起排便动作，产妇主动屏气。此时产妇喉头紧闭向下用力，腹肌及膈肌强力收缩使腹内压增高。腹肌及膈肌收缩力（腹压）在第二产程，特别是第二产程末期配以宫缩时运用最有效，否则不但无益，反易使产妇疲劳、宫颈水肿，致使产程延长。腹肌及膈肌收缩力在第三产程还可促使胎盘娩出。

（三）肛提肌收缩力

有协助胎先露在骨盆腔内旋转作用。当胎头枕骨露于耻骨弓下缘时，还能协助胎头仰伸及娩出。胎儿娩出后,胎盘降至阴道时,肛提肌收缩力也有助于胎盘娩出。

二、产道

产道是胎儿娩出的通道,分为骨产道与软产道两部分。

(一)骨产道

通常指真骨盆,是产道重要部分。骨产道的大小、形状与分娩关系密切。

1. 骨盆各平面径线

为便于了解分娩时胎先露部通过骨产道的过程,将骨盆分为三个假想平面。

(1)骨盆入口平面有四条径线

①入口前后径:也称真结合径。耻骨联合上缘中点至骶岬前缘正中的距离,平均值约为11cm。该径线是胎先露部进入骨盆入口的重要径线,其长短与分娩关系密切。

②入口横径:两髂耻线间的最大距离,平均值约为13cm。

③入口斜径:左右各一。左骶髂骨关节至右髂耻隆突间距离为左斜径。右骶髂关节至左髂耻隆突间的距离为右斜径,平均值约为12.5cm。

(2)中骨盆平面

是骨盆腔内的最窄平面,有两条径线。

①中骨盆前后径耻骨联合下缘中点,通过坐骨棘连线中点,至骶骨下端连线间的距离。平均值约为11.5cm。

②中骨盆横径也称坐骨棘间径。在两坐骨棘之间的距离,平均值约10cm,是重要的径线。

(3)骨盆出口平面

有四条径线,由两个以坐骨结节间径为其共同底线的三角平面组成。前三角的顶为耻骨联合下缘,两侧边为耻骨的降支,后三角的顶为尾骨尖,两侧边为骶骨结节韧带。

①出口前后径:耻骨联合下缘至尾骨尖间距离为9.5cm,分娩时尾骨尖可向后移1.5~2cm,使前后径伸长至11~11.5cm。

②出口横径:即坐骨结节间径,平均约9cm,是出口的重要径线。出口横径约9cm;出口前矢状径6cm;出口后矢状径8.5cm。

③前矢状径:由耻骨联合下缘至坐骨结节间径的中点距离,平均长约6cm。

④后失状径:骶尾关节至坐骨结节间径的中点距离,平均值约为9cm。

若出口横径稍短,而出口后矢状径较长,两径相加大于15cm时,一般大小胎儿可通过后三角区经阴道娩出。临床上单纯出口平面狭窄少见，多同时伴有骨盆中平面狭窄。两侧耻骨降支在耻骨联合下方形成一接近直角结构，称耻骨弓。

2. 骨盆轴与骨盆倾斜度

(1)骨盆轴

为连接骨盆各假想平面中点的曲线，又称产道轴。此轴上段向下向后，中段向下，下段向下向前。具有一定屈度，分娩时胎儿即沿此轴娩出。

(2)骨盆倾斜度

妇女直立时，骨盆入口平面与地平面所形成的角度，称骨盆倾斜度。一般为60°。若角度过大，常影响胎头衔接。

(二)软产道

是由子宫下段、子宫颈、阴道及骨盆底软组织构成的管道。

1. 子宫下段的形成

子宫下段由子宫峡部形成。非孕期时长约1cm的子宫峡部，于孕12周后逐渐扩展成为宫腔的一部分，至孕末期子宫峡部被拉长、变薄，形成子宫下段。临产后宫缩进一步使子宫下段拉长，达7～10cm，构成为软产道的一部分。由于子宫肌纤维的缩复作用，子宫上段的肌层越来越厚，子宫下段被牵拉扩张越来越薄。由于子宫上下段的肌壁厚薄不同，在两者之间的子宫内面有一环状隆起，称生理性缩复环。

2. 子宫颈的变化

(1)子宫颈管消失

临产前的子宫颈管长约2cm，初产妇较经产妇稍长些。临产后的规律宫缩，牵拉子宫颈内口的子宫肌及周围韧带的纤维，加之胎先露部支撑前羊水囊呈楔状，致使子宫颈内口向上外扩张，子宫颈管形成漏斗形，此时子宫颈外口改变不大。随后，子宫颈管逐渐变短直至消失，成为子宫下段的一部分。初产妇多是子宫颈管先消失，子宫颈外口后扩张；经产妇则多是子宫颈消失与子宫颈外口扩张同时进行。

(2)子宫颈口扩张

临产前，初产妇的子宫颈外口仅容一指尖，经产妇则能容纳一指。临产后，子宫颈口扩张主要是子宫收缩及缩复向上牵引的结果。此外，胎先露部衔接使宫缩时前羊水不能回流，由于子宫下段的蜕膜发育不良，胎膜易与该处蜕膜分离而向子宫颈突出，形成前羊水囊，以助子宫颈口扩张。胎膜多在子宫颈口近开全时破裂。破膜后，胎先露部直接压迫子宫颈，扩张子宫颈口作用进一步加强。随着产程进展，子宫颈口开全时，足月妊娠胎头方能通过。

3. 骨盆底、阴道及会阴的变化

前羊水囊及胎先露部先将阴道上部撑开，破膜后先露下降直接压迫骨盆底，使软产道下段形成一个向前弯屈的长筒，前壁短后壁长，阴道外口向前上方，阴道黏膜皱壁展平使腔道加宽。肛提肌向下及向两侧扩张，肌束分开，肌纤维拉长，使会阴体变薄以利胎儿通过。阴道及骨盆底的结缔组织和肌纤维，妊娠期增生肥大，血管变粗，血运丰富，故临产后会阴可承受一定压力。但分娩时如保护会阴不当，也易造成损伤。

三、胎儿

胎儿能否顺利通过产道，除产力和产道因素外，还取决于胎儿大小、胎位及有无畸形。

（一）胎儿大小

在分娩过程中，胎儿大小是决定分娩难易的重要因素之一。胎儿较大致胎头径线亦大，或胎儿过熟时颅骨变硬，即使骨盆径线大小正常，但因儿头过大或颅骨较硬不易变形，亦可引起相对性头盆不称而造成难产。因为胎头是胎体的最大部位，也是胎儿通过产道最困难的部分。

1. 胎头颅骨

由顶骨、额骨、颞骨各两块及枕骨一块构成。颅骨间缝隙称为颅缝，两颅缝交会处较大空隙称囟门。颅缝与囟门均有软组织遮盖，使骨板有一定活动余地，胎头具有一定的可塑性。在临产过程中，通过颅缝的轻微重叠，使头颅变形缩小，有利于胎头的娩出。

2. 胎头径线

双顶径：为两顶骨隆突间的距离，平均值约为 9.3cm。临床上常以 B 型超声测此值判断胎儿大小。

枕额径：又称前后径，为鼻根至枕骨隆突的距离，平均值约为 11.3cm，以此径衔接。

枕下前囟径：又称小斜径，为前囟中央至枕骨隆突下方的距离，平均值约为 9.5cm，胎头以此径通过产道。

枕颏径：又称大斜径，为颏骨下方中央至后囟顶部的距离，平均值约为 13.3cm。

（二）胎位

头位时，胎头先通过产道，需查清矢状缝及前后囟，以使确定胎位。两顶骨之间的的颅缝为矢状缝，是确定胎位的重要标志。顶骨与额骨之间的颅缝为冠状缝。两额骨之间颅缝为额缝。枕骨与顶骨之间的颅缝为人字缝。位于胎头前方由矢状缝在冠状缝及额缝汇合而成呈菱形的囟门为大囟门或称前囟门；位于胎头后方由矢状缝与人字缝汇合而成呈三角形的囟门为小囟门或称后囟门。臀位时，胎臀先娩出，因比胎头周径小，阴道不能充分扩张，胎头娩出时因无变形机会而致娩出困难。横位时，胎体纵轴与骨盆轴垂直，足月活胎不能通过产道，对母儿威胁极大。

第三节　分娩机转

分娩机转是指胎儿通过产道娩出时，为了适应产道各个部分的大小及形状以及骨盆轴的走向，必须进行一系列的转动动作，也就是胎儿、产道、产力矛盾交替转化统一的过程。临床上枕先露占95%，又以枕左前位最多见，故以左前位的分娩机转为例，加以详细说明。

一、衔接

胎头双顶经进入骨盆入口平面，胎头颅骨最低点接近或达到坐骨棘水平，称为衔接。胎头进入骨盆入口时呈半俯屈状态，以枕额径衔接，由于枕额大于骨盆入口前后径，胎头矢状缝坐落在骨盆入口右斜径上，胎儿枕骨在骨盆前方。经产妇多在分娩开始后胎头衔接，小部分初产妇可在预产期前1～2周内胎头衔接。若初产妇分娩已开始而胎头仍未衔接，应警惕有无头盆不称。

二、下降

胎头沿骨盆轴前进的动作，称下降。下降贯穿在整个分娩过程中，与其他动作相伴随。下降动作是间歇的，促使胎头下降的因素有：宫缩时通过羊水传导的压力，由胎体传至胎头；宫缩时子宫底直接压迫胎臀；腹肌收缩；胎体伸直伸长。初产妇胎头下降速度较经产妇慢，系因子宫颈扩张缓慢及软组织阻力大的缘故。临床上观察胎头下降的程度，可作为判断产程进展的重要标志之一。胎头在下降过程中，受骨盆底的阻力发生俯屈、内旋转、仰伸、复位及外旋转等动作。

三、俯屈

当胎头以枕额径进入骨盆腔后，继续下降至骨盆底，即骨盆轴弯曲处时，处于半俯屈状态的胎头枕部遇到肛提肌的阻力，借杠杆作用进一步俯屈，变胎头衔接时的枕额经(11.3cm)为枕下前囟径(9.5cm),以适应产道的最小径线,有利于胎头进一步下降。

四、内旋转

胎头为适应骨盆纵轴而旋转,使其矢状缝与中骨盆及骨盆出口前后径相一致,称内旋转。胎头于第一产程末完成内旋转动作。内旋转使胎头适应中骨盆及骨盆出口前后径大于横径的特点,有利于胎头进一步下降。枕先露时,胎头枕部位置最低,枕左前位时遇到骨盆肛提肌阻力,肛提肌收缩将胎儿枕部推向阻力小、部位宽的前方,胎枕自骨盆左前方向右旋转45°至正枕前位,小囟门转至耻骨弓下方。

五、仰伸

胎头完成内旋转后,到达阴道外口时,子宫收缩力、腹肌及膈肌收缩力继续迫使胎头下降,而骨盆肛提肌收缩力又将胎头向前推进,两者共同作用(合力)使胎头沿骨盆轴下降向下前方向转向上,胎头的枕骨下部达到耻骨联合下缘时,以耻骨弓为支点,使胎头逐渐仰伸,胎头顶、额、鼻、口、颏相继娩出。当胎头仰伸时,胎儿双肩径进入骨盆入口左斜径或横径上。

六、复位及外旋转

胎头娩出时,胎儿双肩径沿骨盆左斜经下降。胎头娩出后,为使胎头与胎肩成正常关系,枕部向左旋转45°时,称为复位。胎肩在盆腔内继续下降,前(右)肩向前向中线转动45°时,胎儿双肩径转成与骨盆出口前后径相一致的方向,枕部需在外继续向左转45°,以保持胎头与胎肩垂直关系,称外旋转。

七、胎儿娩出

胎头完成外旋转后,前肩(右)在耻骨弓下娩出。继之,后肩(左)从会阴道缘娩出。两肩娩出后,胎体及下肢随之顺利娩出。

第五章　围产医学

第一节　围产医学概述

一、定义

围产医学是研究分娩前后一定时期内孕产妇及胎婴儿生理、病理变化和疾病防治的一门新兴科学，是衡量一个国家或地区社会经济发展水平的重要标志，因此受到各国政府的重视，近20年来发展十分迅速，并取得重大进展。

1988年4月中华医学会围产医学会成立，是我国围产医学发展史上的一个重要里程碑。党和国家非常重视，因此我国的围产医学虽然起步晚，但发展迅速，正呈现出新兴学科的生机和活力。

二、围产期的范围

有以下四种划分法：

围产期Ⅰ：孕期满28周（胎儿体重≥1000g，或身长≥35cm）至出生后7天。

围产期Ⅱ：孕期满20周（胎儿体重≥500g，或身长≥25cm）至出生后28天。

围产期Ⅲ：孕期满28周（胎儿体重≥1000g、或身长≥35cm）至新生儿出生后28天内。

围产期Ⅳ：从胚胎形成至新生儿出生后7天之内。

国际卫生组织（WHO）和国际妇产科协会（FIGO）与我国均采用围产期Ⅰ的划分方法。

三、围产期保健工作质量

围产期医疗保健工作的质量由以下三方面衡量。

1. 孕产妇死亡率

指妊娠期到产后42天内，因任何与妊娠有关或由于妊娠处理加重疾病而造成的每10万孕产妇中的死亡数。我国孕产妇死亡率为94.7/10万,每年约有2万孕产妇死亡。据WHO报道,全世界每年约有50万孕产妇死亡,发展中国家孕产妇死亡率比发达国家高200倍。

2. 围产儿死亡率

围产儿死亡率包括围产期内的死胎、死产、新生儿死亡。80年代末我国围产儿死亡率为9.8‰~49‰,在国际上处于中等水平。

3. 障碍儿的发生率

指分娩前后及分娩过程中处理不当或由于疾病而遗留后遗症者。

四、我国的围产保健制度

我国的围产保健工作,多年来取得世人瞩目的成就。20世纪90年代,我国政府提出10年内孕产妇和儿童保健覆盖率分别达到两个85%;孕产妇死亡率降低50%;婴儿死亡率降低30%。

我国实行围产保健三级机构分工,分地区分级管理,普遍保健,重点管理的办法。根据城乡、乡村不同发展水平分级,根据妊娠不同时期对各级保健机构提出工作内容和质量标准、要求,进行分数指导、科学管理。

第二节　高危妊娠

一、定义

本次妊娠对孕产妇及胎婴儿有较高危险性,可能导致难产及或/危及母婴者,称高危妊娠。具有高危妊娠因素的孕妇,称为高危孕妇。

二、高危妊娠的范畴

具有下列情况之一者属高危妊娠:

年龄<18岁或>35岁;有异常孕产史者,如流产、早产、死胎、死产、各种难产及手术产、新生儿死亡、新生儿溶血性黄疸、先天缺陷或遗传性疾病;孕期出血,如前置胎盘、胎盘早剥;妊娠高血压综合征;妊娠合并内科疾病,如心脏病、肾炎、病毒性肝炎、重度贫血、病毒感染(巨细胞病毒、疱疹病毒、风疹病毒)等;妊娠期接触有害物质,如放射线、同位素、农药、化学毒物、CO中毒及服用对胎儿有害药物;母儿血型不合;早产或过期妊娠；胎盘及脐带异常；胎位异常；产道异常（包括骨产道及软产道）；多胎妊娠；羊水过多、过少；多年不育经治疗受孕者；曾患或现有生殖器官肿瘤者等。

高危妊娠可用产前评分进行量化科学管理。附我国高危妊娠产前评分标准表。

三、高危儿

具有下列情况之一的围产儿，定为高危儿：①胎龄不足37周或超过42周；②出生体重在2500g以下；③小于胎龄儿或大于胎龄儿；④胎儿的兄弟姊妹有严重新生儿病史。或新生儿期死亡者。或有二个以上胎儿死亡史者；⑤出生过程中或出生后情况不良，Apgar评分0～4；⑥产时感染；⑦高危产妇所生的新生儿；⑧手术产儿。

四、高危妊娠的重点监护

早期筛选高危孕妇，重点管理监护，及时正确处理，是减少孕产妇及围产儿死亡的重要措施。对优生优育亦具有重要意义。重点监护包括孕妇和胎儿两个方面，对孕妇的监护已在病理产科中论述，本节主要阐述对胎儿的重要监护问题。

（一）了解胎儿生长发育情况

1. 妊娠图

将孕妇体重、血压、腹围、宫底高度、胎位、胎心，水肿，蛋白尿、超声检查的双顶径等，制成一定的标准曲线。于每次产前检查，将检查所见及检查结果，随时记录于曲线图上，连续观察对比，可以了解胎儿的生长发育情况。

2. 子宫底高度测量

测量子宫底高度所得数据与胎儿出生体重相关。所以测量子宫底高度可以预测胎儿生长发育。

从孕20～34周，宫底高度平均每周增加约1cm，34周后宫底增加速度转慢，子宫底高度在30cm以上表示胎儿已成熟。

3. B超检查

测量胎儿某一标志部分，如胎头双顶间径（BPD）、股骨长度（FL）、腹围（AC）等来判断胎儿生长发育情况，其中BPD最常用。超声检查BPD＞8.5cm者，表示胎儿体重＞2500g，胎儿已成熟，＞10cm，可能为巨大胎儿。

（二）胎儿成熟度测定

1. 胎龄及胎儿大小

胎龄＜37周为早产儿；37周至42周为足月儿，＞42周为过期儿。＜2500g为早产儿或足月小样儿，>4000g 为巨大儿。

2. 羊水分析

卵磷脂/鞘磷脂比值(L/S)表示肺成熟度，如比值≥2，表示胎儿肺成熟；<1.5 则表示胎儿肺尚未成熟，出生后可能发生新生儿呼吸窘迫综合征(RDS)，临床上可用泡沫试验代替，如两管液柱上均有完整泡沫环为阳性，表示 L/S≥2，胎儿肺成熟；如两管未见泡沫环为阳性，表示胎儿肺未成熟；一管有泡沫环另一管无，为临界值，L/S 可能<2。

肌矸表示肾成熟度，>2mg/dl 表明肾成熟，<1.5mgdl 表明肾未成熟。

胆红素测定表示胎儿肝脏成熟度。胆红素值随其孕期延长而减少。如用分光光度比色仪 450um 的光密度差在 0.04 以上，表示胎儿肝脏未成熟。临界值为 0.02～0.04，0.02 以下表示胎儿肝脏成熟。

雌三醇羊水中含量与出生体重相关。体重<2500g 时，含量低于 0.6mg/L；孕 37 周后，胎儿体重>2500g，E3>1mg/L；如体重>3000g，含量多在 2mg/L 以上。

胎儿脂肪细胞计数表示皮肤成熟度，以 0.1% 硫酸尼罗兰染色后，胎儿脂肪细胞呈橘黄色，不含脂肪颗粒的细胞染为兰色。橘黄色细胞>20% 为成熟，<10% 为未成熟，>50% 为过期妊娠。

(三)胎盘功能测定

1. 血和尿中 HCG 测定

在孕卵着床后 7 天左右，即可在血和尿中测到 HCG，随孕卵发育逐渐上升，至 80 天左右达高峰，此后逐渐下降，维持一定水平到产后逐渐消失。孕早期 HCG 测定反映胎盘绒毛功能状况，对先兆流产、葡萄胎监护具有意义。对晚孕价值不大。

2. 血 HPL 测定

胎盘泌乳素(HPL)审胎盘滋养细胞分泌的一种蛋白激素，随妊娠而逐渐增高，34～36 周达峰值，以后稍平坦，产后逐渐消失。HPL 只能在孕妇血中测定。晚期正常妊娠的临界值为 4ug/ml，低于此值为胎盘功能不良，胎儿危急。HPL 水平能较好的反映胎盘的分泌功能，是目前国际上公认的测定胎盘功能方法。连续动态监测更有意义。为 E3、B 超胎盘功能分级结合进行，准确性更高。

3. 尿中雌三醇(E3)测定

收集孕妇 24 小时尿用 RIA 法测定观察 E3，是了解胎盘功能状况的常用方法。妊娠晚期 24 小时尿 E3<10mg，或前次测定值在正常范围，此次测定值突然减少达 50% 以上，均提示胎盘功能减退。

4. B 超胎盘功能分级

从声像图反映胎盘的形象结构。根据①绒毛膜板是否光滑;②胎盘实质光点;③基底板改变等特征,将胎盘分为 0 ~ Ⅲ级。

(四)胎儿宫内情况的监护

1. 胎动计数

胎动为胎儿在宫内的健康状况的一种标志。不同孕周胎动数值不一。足月时,12 小时胎动次数 >100 次。晚间胎动多于白天。胎动减少可能示胎儿宫内缺氧。对高危妊娠孕妇应作胎动计数,每天早、中、晚计数三次,每次一小时,三次之和 ×4、即为 12 小时胎动次数。>30 次/12h 表示正常,<20 次/12h 表示胎儿宫内缺氧。如胎动逐渐减少,表示缺氧在加重。12 小时内无胎动,即使胎心仍可听到,也应引起高度警惕。

2. 胎儿监护

(1)胎儿电子监测

根据超声多普勒原理及胎儿心动电流变化制成的各种胎心活动测定仪已在临床上广泛应用。其特点是可以连续观察并记下胎心率的动态变化而不受宫缩影响。再配以子宫收缩仪、胎动记录仪便可反映三者间的关系。

胎心率监测方法有宫内监测及腹壁监测两种。前者须将测量导管或电极板经宫颈管置入宫腔内,故必须在宫颈口已开并已破膜的情况下进行,且有引起感染的可能。故现多用后者。

由胎儿电子监测仪记录下的胎心率(FHR)可以有两种基本变化,即基线 FHR(BF - HR)及周期性 FHR(PFHR)。BFHR 即在无宫缩或宫缩之间记录下的 FHR。可从每分钟心搏的次数(bpm)及 FHR 变异两方面对 BFHR 加以估计。

FHR 的 bpm 如持续在 160 次以上或 120 次以下历时 10 分钟称为心动过速或心动过缓。FHR 变异是指 FHR 有小的周期性波动。BFHR 有变异即所谓基线摆动,表示胎儿有一定的储备能力,是胎儿健康的表现。FHR 基线变平即变异消失或静止型,提示胎儿储备能力的丧失。

加速子宫收缩后 FHR 增加,增加范围大约为 15 ~20bpm,加速的原因可能是胎儿躯干局部或脐静脉暂时受压。散发的、短暂的胎心率加速是无害的。但如脐静脉持续受压,则进一步发展为减速。

减速可分为三种;早期减速。它的发生与子宫收缩几乎同时开始,子宫收缩后即恢复正常,幅度不超过 40bpm。早期减速一般认为是胎头受压,脑血流量一时性减少

(一般无伤害性)的表现。宫缩开始后胎心率不一定减慢。减速与宫缩的关系并不是恒定的。但在出现后,下降迅速,幅度大(60~80bpm),持续时间长,而恢复也迅速。一般认为变异减速系因子宫收缩时脐带受压兴奋迷走神经所致。晚期减速。子宫收缩开始后一段时间(多在高峰后)出现胎心音减慢,但下降缓慢,持续时间长,恢复亦缓慢,晚期减速是胎儿缺氧的表现,它的出现应对胎儿的安危予以高度注意。

胎儿电子监测仪在预测胎儿宫内储备能力方面的应用有以下两个方面:

①无激惹试验(NST)。本试验是以胎动时伴有一时性胎心率加快现象为基础,故又称胎心率加速试验(FHT)。通过本试验观察胎动时FHR的变化,以了解胎儿的储备功能。试验时,孕妇取半卧位,腹部(胎心音区)放置电子监测器探头,在描记胎心率的同时,孕妇凭自觉在感有胎动时,即报告或手按机钮在描记胎心率的纸上作出记号,至少连续记录20分钟。一般认为正常至少3次以上胎动伴有胎心率加速超过10bpm;异常是胎动数与胎心率加速数少于前述情况甚或胎动时无胎心率加速,应寻找原因。此项试验方法简单、安全,可在门诊进行(如无电子监测亦可用胎心音聆诊法与胎动扪数同时进行记录分析),并可作为催产素激惹试验前的筛选试验。

②催产素激惹试验(OCT)。又称收缩激惹试验(CST),其原理为用催产素诱导宫缩并用胎心监护仪记录胎儿心率的变化。若多次宫缩后重复出现晚期减速,BFHR变异减少,胎动后无FHR增快,为阳性。若BFHR有变异或胎动增加后,FHR加快,但FHR无晚期减速,则为阴性。

本试验一般在妊娠28~30周后即可进行。如为阴性,提示胎盘功能尚佳,一周内无胎儿死亡之虞,可在一周后重复本试验,阳性则提示胎盘功能减退,但因假阳性多,意义不如阴性大,可加测尿E3或其他检查以进一步了解胎盘功能情况。

(2)胎儿心电图

胎心的活动情况是胎儿在子宫内情况的反映,因此胎儿心电图检查是较好的胎儿监护之一,测定胎儿心电图有宫内探测及腹壁探测两种,前者必须将探查电极经阴道置入宫腔,直接接触胎头或胎臀,虽所得图形清晰,但须在宫口已扩张,胎膜已破的情况下进行,有引起感染的危险,亦不能在孕期多次测定,故不宜作为孕期监护。腹壁探测将探查电极置于孕妇的腹部,胎儿的心电流通过羊膜腔传至孕妇腹壁。根据R波多次测定可推测胎儿宫内发育情况、胎儿存活情况、胎位、多胎、胎龄、胎盘功能和高危儿,PQRST变化也反映高危儿。胎儿心电图虽有一定诊断价值,但仅是很多监护方法的一种。

3. 羊膜镜检查

Sahling(1962)首先使用,现已成为围产医学中的一种检查方法。在消毒条件下,通过羊膜镜直接窥视羊膜腔内羊水性状,用以判断胎儿宫内情况有一定参考价值。禁忌症:产前出血、阴道、宫颈、宫腔感染、先兆早产、羊水过多等。

判断标准:正常羊水见透明淡青色或乳白色,透过胎膜可见胎发及飘动的胎脂碎片;胎粪污染时,羊水呈黄色、黄绿色,甚至草绿色;Rh 或 ABO 血型不合病人,羊水呈黄绿色或金黄色;胎盘早剥患者羊水可呈血色。

4. 胎儿头皮末稍血 PH 测定

分娩期采用的胎儿监护方法、尚不能完全反应胎儿在宫内的真实情况。采取胎儿头皮末稍血测定 PH 值,以了解胎儿在宫腔内是否有缺氧和酸中毒。PH7.25 ~ 7.35 为正常,PH <7.20 提示胎儿有严重缺氧并引起的酸中毒。

五、产妇及新生儿监护

产褥期高危产妇继续在高危病房治疗观察,高危儿在高危新生儿监护病房(NICU)由儿科医生进行重点治疗。

第三节 产前诊断

产前诊断又称宫内诊断,是指胎儿出生前采用各种方法预测其是否有先天性疾病(包括畸形和遗传性疾病),为能否继续妊娠提供科学依据。产前诊断是一个正迅速发展,技术不断完善的新领域,是围产医学的重要组成部分,对提高人口素质,实行优生优育具有重要意义。

一、产前诊断方法

产前诊断方法可分为三类五个水平。

第一类是采用特殊仪器检查胎儿体表是否有畸形,如用 X 线照片或体表造影,B 型超声扫描间接观察;或胎儿镜下直接观察。此类检查属形态学水平。

第二类是采用母体血、尿等特殊检查,间接诊断胎儿先天性疾病。孕期少量胎儿血细胞、可扩散的代谢产物及蛋白质、酶,可通过胎盘进入母血循环,这是母血、尿可作某些疾病产前诊断的基础。如测定母血甲胎蛋白(AFP)诊断胎儿神经管畸形(NTD),测定孕妇尿甲基丙二酸诊断胎儿甲基丙二酸尿症。

第三类是直接获取胎血、羊水或胎儿组织来诊断胎儿疾病。

三类检查方法可以形态学、染色体、酶学、代谢产物和基因五个水平进行产前诊断。

二、常见先天性疾病的产前诊断

先天性疾病中,较常见的有染色体病、神经管缺陷和代谢性遗传病。临床上表现为发育畸形,胚胎或胎儿宫内死亡,导致流产、早产、死胎、死产或新生儿死亡。幸存者,表现不同的畸形、功能障碍、智力发育不全。如能对先天性疾病进行产前论断,即可防止患儿出生,对家庭及社会均有极大好处。

(一)神经管缺陷的产前诊断

神经管缺陷(NTD)是指胎儿期神经管闭合障碍或闭合后因其他原因再度穿孔所致的一组中枢神经系统畸形,包括无脑畸形、开放脊柱裂及脑膨出等。我国 NTD 的发生率为 0.66‰~10.53‰,平均为 2.74‰,在我国出生缺陷顺位中占第一位,国家已列为重点研究课题。

孕妇血 AFP 测定作为初步筛选、如孕妇血 AFP > 同期正常孕妇水平 2 个标准差者,即再次复查,如仍明显升高者,作羊水 AFP 测定。

孕 16~20 周作羊膜腔穿刺,测定羊水中 AFP 含量,如超过正常值 3-5 个标准差以上,NTD 的诊断即可成立。通过 AFP 测定,约 90% 的 NTD 可以得到确诊。

羊水乙酰胆硷脂酶(AChE)测定:AchE 在神经组织中产生,NTD 时可渗透进入羊水中,致使羊水中 AchE 活性显著增高。此酶含量较稳定,不受孕期和胎血污染影响,且弥补羊水 AFP 测定的不足。

B 超检查:孕中期进行,无脑儿 B 超声像图特征是:①缺少头颅光环;②胎头部为"瘤结"状物代替;③"瘤结"上可见眼眶鼻骨;④"瘤结"后方可见脑膜囊;⑤常合并脊柱裂、羊水过多。

X 线腹部平片、羊膜腔碘油造影等检查亦可应用。但现较少采用。

(二)染色体病的产前诊断

染色体病多数发生流产,故只占出生总数的 5% 左右,但诊断率较高,占产前诊断出的病例中的 25% ~50%。

诊断对象:①35 岁以上高龄孕妇;②曾生育过染色体病儿;③夫妇双方之一为染色体易位携带者;④曾生育过 NTD 患儿者;⑤原因不明的多次流产、死胎、死产孕妇;⑥夫妇有先天性代谢病或出生过代谢病患儿;⑦家族中有严重伴性遗传病者;⑧长期接触对孕妇、胚胎儿有害物质(为放射线、农药)。

诊断方法:早期绒毛直接制片、羊水细胞培养、孕妇血及胎儿血细胞等进行染色体核型分析,即可明确诊断。有条件单位,可用 DNA 重组、DNA 基因扩增(PCR)、基因分析等新技术诊断。

(三)代谢性遗传疾病的产前诊断

代谢性遗传病是由于染色体上的基因发生突变,造成酶的缺失或异常,由原基因控制的某种酶的催化过程不能正常进行,代谢过程发生紊乱和破坏,造成一些物质缺乏,另一些物质大量堆积,从而影响胎儿的代谢和发育。目前已发现 1000 多种病,多数常染色体隐性遗传,少数为 X 连锁隐性遗传及常染色体显性遗传。

诊断方法:①孕妇血或尿查特异性代谢产物,如尿中测定甲基丙二酸;②羊水分析,测定羊水中胎儿释放的异常代谢产物,如肾上腺性生殖器综合征可查 17 酮类固醇含量;③B 超指引下或胎儿镜下取胎儿血、绒毛细胞、羊水细胞培养等,测定酶或其他生化成分进行诊断。同样可采用 DNA 重组、DNA 扩增酶联聚合反应(PCR)等新技术。

第四节 围产期用药

围产期合理用药对优生优育有着重要意义。

一、围产期用药特点

(一)孕期母体特点

孕期母体发生一系列生理变化,影响药物在体内的动力学变化,如孕妇血容量增加使药物分布容积随之增加;肾血流量及肾小球流过率增加,加快了药物的清除;肝血流增加,加快药物的代谢;肾肠蠕动减弱,影响药物的吸收等等。

(二)药物的胎盘转运

据研究胎盘绒毛与母体直接接触的面积约 10 ~ 15m^2,并通过如此广大面积进行物质交换和药物转运。已知大多数药物都能通过胎盘转运至胎儿体内,也能从胎儿再转运回母体。药物通过胎盘的方式有简单扩散、易化扩散、主动转运及特殊转运。药物本身的特点和母胎循环中药物浓度差是影响药物转运速度和程度的主要因素。分

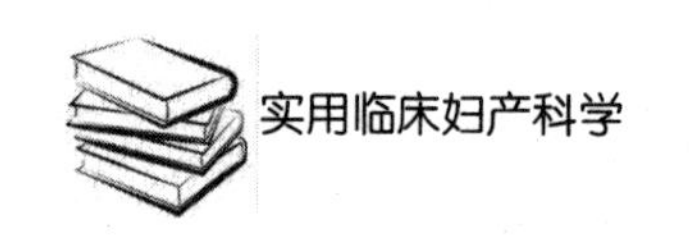

子量<500,脂溶程度高与血浆蛋白结合力低,非离子化程度高的药物容易通过胎盘。

(三)药物对胎儿影响

孕期用药,药物可能对胎儿产生有利的治疗作用,也可能产生有害的致畸、发育缺陷、脏器功能损害及溶血甚至致死作用。其影响主要为药物的性质、剂量、疗程长短、胎儿遗传素质及妊娠时间有关。受精后17天以内,细胞具有潜在的多向性,胎儿胎盘循环尚未建立,此期用药对胚胎的影响是"全"或"无","全"就是药物损害全部或部分胚胎细胞,致使胚胎早期死亡。"无"是指药物对胚胎不损害或损害少量细胞,因细胞有潜在多向性,可以补偿或修复损害之细胞,胚胎仍可继续发育。受精后17~57天为器官分化期,胎儿胎盘循环已建立,胚胎细胞开始定向发育,一旦受到有害药物的作用,极易发生畸形。受精57天至足月,多数器官分化已完成,功能逐渐完善,如受有害药物影响,主要导致功能缺陷及发育迟缓。

(四)新生儿体内药物代谢特点

新生儿血浆蛋白中白蛋白比例较低,与药物结合力远小于成人,致使游离型药物浓度增高,游离型药物具有药理活性,使新生儿受到较强药理作用。而新生儿器官发育尚不健全,生物转换与排泄功能均未成熟,分解清除药物的能力相对低下。因此,新生儿受由胎盘进入体内的药物作用要比胎儿受到的作用大得多,更容易引起药物蓄积性中毒,妊娠末期孕妇用药时应考虑此特点。

哺乳母亲用药后,药物可经乳汁被婴儿摄入,分子<200,脂溶性高,弱硷性,非离子化程度高的药物容易存在于乳汁中。乳汁中的药物浓度可与母体血浆相同甚至更高,但一般不大于母亲药量的1%~2%,对婴儿影响不大。药物对乳儿的影响主要取决于药物本身的性质。

二、围产期用药原则

围产期用药后有胎盘转运和乳汁转运特点,除遵守一般用药原则外,应考虑到孕妇和胎儿双方的因素,权衡其利弊,合理用药,防止孕期滥用药和不敢用药两种偏向。

对生育年龄有受孕可能的妇女用药时,注意月经是否过期,排除早孕可能。孕妇患病应及时明确诊断,由有经验的医生决定是否需要终止妊娠和采用何种治疗。不经医生指导,乱用滥用药可对胎儿造成不良影响;发病不治或拖延治疗不仅对母体有害,也可对胎儿造成不良影响。孕妇用药应遵守以下原则:

根据孕妇病情需要,选择疗效确实且对胎儿比较安全的药物。能用已证实的安全有效的药物就不用尚难肯定对胎儿是否会造成不良影响的药物;能单独用药就避免联合用药;早期妊娠用药多考虑致畸影响,中晚期妊娠用药多考虑毒副作用。

恰当掌握用药剂量、时间和给药途径。用量不宜太大,以最小有效剂量为原则。疗程不宜太长,病情控制即停药。根据需要选择用药途径,用于治疗胎儿的,可考虑宫腔给药,如羊膜腔注射地塞米松促胎儿肺成熟。

妊娠晚期、分娩期用药要考虑到药物对新生儿的影响。如 4 小时内可能分娩者,不宜注射吗啡,避免新生儿呼吸抑制。

哺乳期不要随便用药。因治疗需要用药者,一般不需中断哺乳,可在哺乳后即服药尽可能推迟下次哺乳,延长服药至哺乳的间隔时间,以减少乳汁中的药物浓度。

对已用过对胎儿有不良影响药物的孕妇,应根据药物的性质、用量、用药时间长短及用药时胚胎或胎儿所处时期综合判断,慎重决定终止妊娠问题,早孕期用过明显致畸作用的药物者,应考虑终止妊娠。如需继续妊娠,应作产前诊断。

第六章　女性生殖系统炎症

第一节　外阴阴道炎

正常情况下,阴道分泌物呈酸性(宫颈管内黏液栓则呈碱性),因而能抑制致病菌的活动、繁殖和上行,炎症一般不易出现。当阴道分泌物酸碱度发生改变,或有特殊病原体侵入时,即可引起炎症反应。

一、外阴炎

外阴炎是由于病原体侵犯或受到各种不良刺激引起的外阴发炎,可独立存在,更多时与阴道炎、泌尿系疾病、肛门直肠疾病或全身性疾病并发,或为某些外阴疾病病变过程中的表现之一。临床表现为外阴皮肤瘙痒、疼痛、烧灼感甚至肿胀、红疹、糜烂、溃疡。

(一)病因

阴道分泌物过多、尿瘘患者的尿液及糖尿病患者的尿糖刺激、外阴皮肤不洁等,均易引起外阴炎。

(二)临床表现

外阴皮肤瘙痒、疼痛、烧灼感甚至肿胀、红疹、糜烂、溃疡,病久皮肤可增厚、粗糙、皲裂甚至苔藓样变。常见的外阴炎有以下几种:

非特异性外阴炎:多为葡萄球菌、链球菌、大肠杆菌混合感染。

霉菌性外阴炎:常与霉菌性阴道炎同时存在,可见到豆渣样分泌物,病损表面有时有白色苔状物覆盖。

婴幼儿外阴炎:外阴皮肤黏膜潮红、痒痛,可导致阴唇粘连。

前庭大腺炎:一侧大阴唇部位红、肿、热、痛,于大阴唇下 1/3 处形成硬结,有波动感及压痛,即形成前庭大腺脓肿。脓肿有时可自行破溃。

性病:外阴尖锐湿疣、软下疳、生殖器疱疹、淋病等。

（三）诊断

外阴皮肤瘙痒、疼痛或灼热感。白带多、脓性。局部发红、肿胀。重者可发生溃疡，导致双侧小阴唇粘连，引起排尿疼痛或困难。有时也可引起体温升高及白细胞增多。需鉴别的外阴疾病包括：外阴湿疹、外阴神经性皮炎、外阴银屑病、慢性增生性外阴炎、性病及外阴癌。组织病理学检查对鉴别诊断有决定性意义。

（四）治疗

积极有效地治疗原发病。

局部治疗：保持外阴清洁、干燥，避免不良刺激。选用不同的液体药剂坐浴，外阴涂用抗生素软膏、抗真菌制剂等。

有发热及白细胞计数增加者可适当使用抗生素。

（五）防治

注意外阴清洁，养成良好的个人卫生习惯。外阴部用 1∶5000 高锰酸钾液坐浴，每日 2 次，坐浴后局部涂以抗生素软膏。有发烧及白细胞增高者，可口服或肌注抗生素。

中草药也有一定疗效，原则为清热利湿，解毒止痒。方剂：元参 15g、麦冬 9g、蒲公英 10g、紫花地丁 10g、栀子 9g、龙胆草 9g、白芍 12g、丹参 30g、灵脂 9g、香附 15g，煎服，每日一剂。

二、滴虫性阴道炎

（一）病原学

三种滴虫在形态上很相似，阴道毛滴虫是最大的一种。而各株的大小，生长力，毒力及抗原特性方面存在差异。阴道毛滴虫仅有滋养体期，无包囊期。滋养体呈梨形或圆形，长 7～32μm，约为多核白细胞的 2～3 倍，无色，透明，具有折光性。前端有 5 颗排成环状的毛基体复合体。自此发出 4 根前鞭毛和 1 根后鞭毛，同时发出波动膜和基染色干。胞核在虫体前 1/3 处，为椭圆形的泡状核，核附近有副基体和副基纤维，轴柱一根纵贯虫体自后端伸出。

透射电镜观察：虫体由双层质膜包围，体前 1/3 有一椭圆形细胞核，核膜双层，膜上有核孔，核内有 6～10 个电子密度高、大小相仿的染色质颗粒；核膜外周可见内质网，在核与副基纤维的背侧高尔基复合体；体前的毛基体复合体，由鞭毛管管腔内“C”形盾结构及 5 个毛基体三部分组成。

滴虫借前端四根鞭毛的摆动向前运动并以波动膜的扑动作出螺旋式运动。

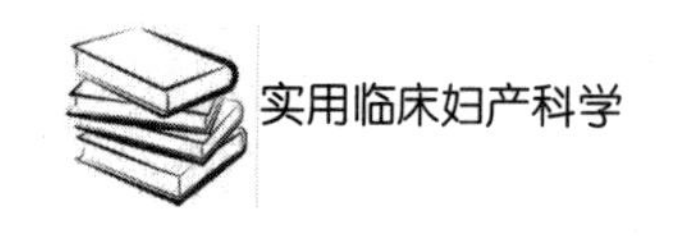

阴道毛滴虫属厌氧寄生原虫，对外环境有较强的适应性，能在25～42℃中生长繁殖，3～5℃仍能存活21天，在半干燥状态下生存能力较差，但尚能生活6小时。pH为5.5～6.0，为最适宜生长繁殖，pH>7.5或pH<4.5时，生长受抑制。

从超微结构观察，无完整的线粒体，此与其他原虫有很大不同，无厌光性及嗜光性，通电偏向阴极。

在人体体液中，状态不同，在白带中可见繁殖，在精液中也可见繁殖，但在尿中未见繁殖。虫体内进行厌气性及嗜气性代谢，糖分解，ACA－环上的酶基本在虫体内含有，细胞呼吸色素系酶有ATP酶，能利用的营养液有肝糖、葡萄糖、果糖各种氨基酸蛋白等。在培养基中加入葡萄糖，同样促使繁殖旺盛。

（二）发病机理

毛滴虫的致病力随着虫株及宿主生理状况、免疫功能、内分泌以及阴道内细菌或真菌感染等而改变，尤其是妇女在妊娠及泌尿生殖系统生理失调时更易出现炎症。感染数天后，阴道黏膜出现充血、水肿、上皮细胞变性脱落，白细胞炎症反应。健康妇女阴道因乳酸杆菌作用，pH值维持在3.8～4.4之间，可抑制其他细菌生长，不利于滴虫生长，称为阴道的自净作用。然而滴虫在阴道中消耗糖原，妨碍乳酸杆菌的酵解作用，影响乳酸浓度，从而使阴道pH转为中性或碱性。妊娠及月经后的阴道生理周期使pH接近中性，这些都有利于滴虫繁殖，因而感染和复发率较高。

感染初期，毛滴虫对阴道上皮细胞粘附，并产生细胞外毒性因子。粘附过程除涉及到至少四种粘附蛋白（2－65KD）的参与外，还与毛滴虫的阿米巴样变形有关，已报道毛滴虫分泌的毒性因子包括：细胞分离因子，两种半胱氨酸蛋白酶（30KD和6KD），以及一种溶血毒素。溶血作用可能是滴虫与红细胞直接作用的结果。

（三）流行病学

滴虫性阴道炎遍及世界各地，据估计，美国每年妇女感染人数为300万，全世界为1.8亿，国外资料表明：滴虫感染率与性接触次数有关，成年处女感染率为零。我国上世纪50年代滴虫的感染率已婚妇女为20%左右，20世纪70年代发病率明显下降，近年来，国外一些国家或地区由于受性解放的思想影响，阴道滴虫病发病又有上升，以性机能旺盛期为易感年龄。

传染源是滴虫患者和带虫者，主要通过性交直接传染，亦可通过公共浴池，游泳池，坐式马桶等间接传播。

（四）分类

滴虫病分为滴虫性尿道炎、滴虫性阴道炎、滴虫性前列腺炎。

（五）临床表现

潜伏期通常为 4 ~7 天。妇女感染常表现为持续性阴道炎，起病可急可缓。滴虫性阴道炎主要表现阴道分泌物增多，呈泡沫状，味恶嗅，黄绿色。排尿困难，外阴瘙痒。急性期持续 1 周或数月，病情轻重常有波动，性交疼痛，月经期后症状加重。随后白带减少，症状减轻，亦可完全消失，但患者成为带虫者。女性患者在首次诊断本病时，50% 无症状。阴道毛滴虫若在尿道或膀胱寄生，则可引起毛滴虫性尿道、膀胱炎。阴道毛滴虫能吞噬精子，可致不孕。有人报道，阴道毛滴虫还能引起细胞发育异常及细胞核异常，因此，癌症的发生率显著高于无滴虫妇女。检查发现从阴道穹窿及子宫颈轻度充血到广泛糜烂、瘀点及肛周糜烂、颗粒状易碎及潮红的子宫内膜（草莓状子宫颈）。

（六）症状

女性症状：阴道滴虫寄生在女性的阴道和尿道内，也可寄生于男性的泌尿生殖器官内，引起滴虫性阴道炎或尿道炎。滴虫性阴道炎常见症状为外阴瘙痒与白带增多。白带可呈白色、赤色、沫状，脓状或水状，常以泡沫状为典型。阴道黏膜出血可引起赤带，有化脓性细菌同时存在可呈脓带。滴虫性尿道炎可有尿痛、尿频等症状。粪便或阴道分泌物找到活动的滴虫可确诊。

男性症状：毛滴虫仅仅侵犯前尿道，患者多无症状，因此，常常不被发现而漏诊。如毛滴虫侵犯后尿道或前列腺时，可发生排尿痛、尿道口有痒感，或尿道口有分泌物，但量很少。由于毛滴虫能消耗阴道内的糖原，改变阴道内的酸碱度，破坏阴道内的防御机能，容易引起继发细菌感染。所以，在治疗毛滴虫性阴道炎时要考虑继发感染的轻重，加入有效的抗生素。诊断生殖器滴虫病需作实验室检查。最实用和可靠的检查化验是在女性的阴道和男性的尿道取分泌物直接找毛滴虫。一般用消毒棉拭子在阴道或尿道拭取分泌物，置于含有 1 ~2ml 的温热生理盐水试管中，用来涂成悬滴薄片，进行镜检，即可见到毛滴虫。毛滴虫也可经过培养检查，其准确率可达 98%。

（七）诊断

1. 滴虫性阴道炎诊断

女性患者主要是阴道炎的症状，典型表现为白带增多伴中至重度外阴瘙痒。阴道分泌物稀薄，黄绿色，泡沫状，可有臭味。阴道液 pH 值明显增高，常 >5.0。检查可见阴道黏膜充血、红肿，有散在小出血点，宫颈红斑水肿及点状出血使之呈特征性的草莓样外观，后穹窿常充满稀薄灰黄色有泡沫的白带具有特征性。部分病人可出现性交痛及尿痛。如出现后者,提示合并尿道滴虫感染。本病症状常随月经周期而波动,一般在月经期后症状加重。男性滴虫病常感染前列腺和尿道,多数无症状呈带虫状态,但常导致性伴侣的连续重复感染。此外阴道毛滴虫也是男性非淋菌性尿道炎的病因之一。病人可间断出现少量的清亮的尿道分泌物,可有尿痛及龟头瘙痒。多数男性的滴虫性尿道炎是自限性的,这可能是男性前列腺液中的抗滴虫成分所致。

2. 滴虫性尿道炎诊断

症状与体征尿道口处痒感、烧灼痛,伴尿频、尿急、尿痛与终末血尿。尿道口红肿,并有少量无色透明的稀薄或乳状分泌物。晨起时有少许分泌物附着于尿道口上。

实验室检查取新鲜尿道分泌物或尿液、前列腺液,加盐水涂片镜检,可发现活动的毛滴虫。留取标本前,应清洗会阴部、尿道口周围。采集标本时,试管宜紧贴于尿道口。标本于检查前应注意保暖。可反复检查,必要时可行培养。

膀胱尿道镜检查可观察到后尿道、膀胱颈部、三角区有充血,红色小乳头状息肉样隆起,并粘附有一层菲薄的絮状物。

3. 滴虫性前列腺炎诊断

当患者出现慢性前列腺炎的症状,采用常规抗生素及其他综合治疗措施无效果,患者的配偶又患有滴虫性阴道炎时,应该考虑到可能存在滴虫性前列腺炎。对患者的鸟业绩前列腺液直接涂片,进行显微镜镜检,也可以通过染色法来检查比常规的分泌物或前列腺液涂片直接镜检更加敏感准确。

(八)治疗

可采用全身治疗及局部治疗。由于阴道滴虫常伴泌尿系统的滴虫感染,并可隐藏在子宫颈腺体、阴道皱襞及尿道下段,故单纯局部用药不易彻底消失,停药后易复发,使疾病经久不愈。因此应首选全身治疗,并主张单剂量一次给药,且需连续 3 次月经期后复查滴虫阴性者方为治愈。滴虫病患者的性伴侣必须同时治疗。

1. 全身治疗

(1)口服灭滴灵

0.2 ~0.4g,每日 3 次,10 天为 1 疗程。局部用洁阴洗液或 1:5000 的硝酸银冲洗尿道并适量溶液保留 3 ~5 分钟。因月经后本病易复发,故下次月经过后最好再治疗 1 疗程,以巩固疗效。用本药治疗期间应避免饮酒及酒精饮品,以免引起戒酒硫样反应。并注意药的副作用。

(2)硝马唑

每次 250 毫克,每天 2 次,服用 6 天;或用 1% 乳酸、洁阴洗液冲洗阴道后再用凝胶消毒剂，置入阴道内，每晚1次，共10天。

(3)氟硝咪唑

每次200毫克，每天3次，连服5天。

(4)蛇床子

蛇床子30克，黄连15克，狼毒6克，白藓皮30克，水煎，熏洗外阴，每天2次。

日常清洁私处要用pH4弱酸性女性护理液，女性护理液可以维护阴道“自净作用”，抑制阴道毛滴虫致病感染。

2. 局部治疗

增强阴道防御能力用0.5%的乳酸或醋酸溶液冲洗外阴阴道，或用pH4弱酸性女性护理液冲洗阴道。

用灭滴灵200mg或凝胶消毒剂，每晚塞入阴道后穹窿，7～10天为一疗程。若先用上述弱酸性女性护理液清洗阴道后再放入药栓，则效果更佳。

3. 特殊治疗

孕妇的治疗：由于甲硝唑对啮齿动物有致癌作用，对细菌也有致突变作用，故妊娠头3个月内不应服用，而应以局部治疗为主，但疗效不理想。对于妊娠中期以后仍有严重症状的病人可以考虑甲硝唑2.0g一次顿服疗法。

性伴侣的治疗：滴虫病患者的性伴侣必须同时接受治疗，方法剂量相同

4. 中药治疗

以清热，燥湿，杀虫为主，常用苦参30g，黄柏15g，茯苓30g，白藓皮30g，水煎后洗外阴及冲洗阴道，再以蛇床子，苦参各9g制成栓剂置阴道内，每日一次，10次为一疗程。

(九)预防

加强卫生宣教，开展普查普治工作，消灭传染源，严格管理制度，禁止患者进入游泳池，改进公共卫生设备，医疗单位做好消毒隔离，以防交叉感染。对于顽固的复发病例，宜进行男方的尿液或前列腺液的滴虫检查，以便同时进行治疗，控制复发。

1. 养成洗手习惯

阴道毛滴虫对周围的适应性很强，它们可通过解便这一环节侵入尿道引起感染，所以养成良好的卫生习惯也是至关重要的，特别是饭前与便后。

经常清洗外阴和肛门，弱酸配方的女性护理液更适合日常的清洁保养，清洗时要讲究顺序，先洗外阴再洗肛门，切不可反其道而行之；毛巾及盆要专人专用，否则细菌很容易侵入尿道口。

2. 选择女性护理液和卫生巾

一定要用 Ph4 弱酸配方的产品，以免劣质产品破坏人体的正常菌群，反而降低局部的抵抗力。购买卫生巾要注意产品质量，且不宜久存，以免滋生细菌，引发外阴和阴道感染，当出现外阴瘙痒、白带增多的症状时应及早去看医生。

3. 尽量多喝水

临床证明，每天大量饮水，2～3 小时排尿一次，能避免阴道毛滴虫在尿路的繁殖，可降低尿路感染的发病率，这是预防尿路感染最实用有效的方法。因此，这一无公害的办法在尿道炎发作前期或缓解阶段有着不可替代的作用。

4. 讲究个人卫生

要勤洗澡，不提倡洗盆浴，衣物要单独存放；要经常换洗内裤，特别是新内裤或长久不穿的内裤，穿之前要清洗晾晒；穿透气好、吸湿性强的棉织品内裤，尽量少穿紧身裤或牛仔裤，多穿透气性好的裙装，这对保护女性身体健康是非常重要的。

5. 选择棉质内裤

避免穿紧身裤及内裤，选择吸汗舒适的棉质内裤以保持阴部清洁干爽，减低阴道毛滴虫生长的机会。

6. 保证睡眠充足和性生活规律

睡眠的作用不言而喻，在所有疾病的预防及治疗中，它都起着举足轻重的作用。因此，切记不要熬夜，否则会降低身体对疾病的抵抗能力。还要把握好性生活频度，每周性生活超过 3 次者，尿道感染发生率大为增高，在夏季这一特殊阶段里要适当减少次数。

性交后尽快排尿，排尿的目的，无非就是冲走细菌，减少积聚，并用弱酸配方的女性护理液清洗私处。

三、霉菌性阴道炎

霉菌性阴道炎或念珠菌性阴道炎即外阴阴道假丝念珠菌病（VVC），是由念珠菌引起的一种常见多发的外阴阴道炎症性疾病。白色念珠菌为条件致病菌，10%～20%的非孕妇女及 30% 的孕妇阴道中有此菌寄生，但菌量少，不引起症状。只有当全身及阴道局部免疫能力下降，尤其是局部细胞免疫力下降，白色念珠菌大量繁殖，才会引发阴道炎症状。

（一）病因

为常见的阴道炎，多由白色念珠菌引起。该菌平时寄生于阴道内，当阴道内糖厚增多、酸性增强时，即迅速繁殖引起炎症，故多见于孕妇、糖尿病患者及接受大量雌激素治疗者。如长期应用抗生素，改变了阴道内微生物之间的相互抑制关系，亦可使该菌大量繁殖而引起感染。

(二)临床表现及诊断

外阴瘙痒或灼痛为主要症状，急性期白带增多，呈乳凝块或豆腐渣样。检查可见阴道黏膜上有一层白色黏稠或豆腐渣样分泌物覆盖，擦净后可见黏膜充血红肿，甚至有糜烂面及表浅溃疡。取分泌物置于滴有生理盐水玻片上作镜检，可发现霉菌。多次检查皆为阴性而症状典型者，可改用培养法。疑有糖尿病者应查尿糖及血糖。

(三)治疗

对单纯性外阴阴道念珠菌病选择局部用药为主，一般用药后2～3日症状减轻或消失。克霉唑阴道栓，隔3日用，共2次。

关于复杂性外阴阴道念珠菌病的治疗，选择的药物基本同单纯性外阴阴道念珠菌病，无论局部用药或全身用药，均应适当延长治疗时间。妊娠期外阴阴道念珠菌病的治疗原则为：治疗时必须考虑的首要问题是药物对胎儿有无损害；治疗以局部用药为主，不予全身用药；仅限于有症状和体征的孕妇。

用碱性溶液如2%～4%碳酸氢钠或肥皂水冲洗外阴及阴道，改变阴道酸碱度，使不利于霉菌生长。冲洗后，再用制霉菌素片剂或栓剂塞入阴道内，每次10万～20万单位，每晚一次，10～14天为一疗程，外阴再涂以3%的克霉唑软膏，效果可更好。

可用冰硼片两片置入阴道，每晚一次，7～10天为一疗程。

1%～2%龙胆紫水溶液擦阴道，隔日一次，共2周，注意勿用药过渡过频，以免引起化学性皮炎或溃疡。

10%硼砂甘油涂擦阴道及外阴亦有效，可与龙胆紫间隔应用。顽固病例可口服酮康唑或克霉灵，以消灭肠道念珠菌，或外用咪康唑。治疗中禁性交，每日更换洗净消毒之内裤。经期后复查。

(四)预防

注意外阴清洁，避免交叉感染。合理使用抗生素及激素。

四、化脓性阴道炎

(一)病因

多见于老年妇女及幼儿，由于卵巢功能不足，雌激素水平低，阴道上皮薄，抵抗力弱,而易受化脓性球菌的侵袭,引起感染。

1. 阴道的弱酸性环境能保持阴道的自洁功能

正常育龄妇女在内分泌激素的作用下,阴道上皮细胞增生,其表层细胞含有丰富的糖原非常有利于兼氧乳酸杆菌的生长,这种细菌占阴道的90%以上。这种乳酸杆菌大量存在就抑制了其他致病菌链球菌的生长。在阴道形成了一个正常的生态平衡。

当人体雌激素水平下降导致阴道上皮萎缩,细胞糖原减少,不利于乳酸杆菌生长大量使用抗生素或用碱性液体过度冲洗阴道,抑制乳酸杆菌的生长。性乱性交频繁(因精液 pH 为7.2~7.8)等导致致病性厌氧菌、链球菌和加特纳菌大量繁殖,引起阴道微生物生态平衡失调。兼氧性乳酸杆菌减少最终导致细菌性阴道病。

2. 引起女性阴道炎的病原体

引起女性生殖道炎症的病原体不外乎两大来源,即来自原本寄生于阴道内的菌群,或来自外界入侵的病原体。由于厌氧菌产生的脱羧酶可激发链球菌产生,pH 值升高,又抑制乳酸杆菌繁殖,粘附有细菌的阴道表皮细胞脱落使阴道分泌物增加,从而导致本病。由于菌群紊乱阴道炎症并不明显,分泌物中白细胞减少,因此称细菌性阴道病比阴道炎更恰当。

来自于外界的感染主要是接触被感染的共场所的坐便器、浴盆、浴池坐椅、毛巾,使用不洁卫生纸,都可以造成感染。弱酸配方的女性护理液适合日常的清洁保养。

(二)临床表现及诊断

白带增多,黄水样或脓性,或为血性分泌物,可伴有外阴烧灼感或瘙痒。幼儿常见外阴红肿,有脓性分泌物,应注意有无阴道异物。老年妇女阴道黏膜萎缩,表现平滑充血,有出血点,脓性分泌物多,亦称"老年性阴道炎"。须排除滴虫、霉菌感染及生殖道恶性肿瘤。

(三)检查

实验室检查对本病的诊断是十分必要的,单有白带增多而没有实验室检查是不能诊断本病的。实验室检查包括涂片、胺试验培养法、生化法、荧光抗体法等涂片法和胺试验是简单易于操作的实验室方法,对诊断很有帮助。有条件的可以作培养或荧光抗体法试验。

1. 涂片镜检

取分泌物作涂片可找到线索细胞(Clue cell)线索细胞是表面附着有大量的加特纳细菌的上皮细胞,特点是上皮细胞表面毛糙或有细小的颗粒,取一滴10%氢氧化钾溶液加入阴道分泌物中可闻到有“鱼腥”样氨释出，这是因为分泌物中胺量较高，遇碱后可放出氨味来。

2. 培养

应先分离后再作培养可见到直径为0.5mm圆形、不透明、表面光滑的菌落。

3. 生化法

取阴道分泌液作生化测定正常妇女乳酸盐量高，琥珀酸盐量低，而本病妇女测定值正相反。

4. 荧光抗体法

涂片后用荧光抗体染色镜检。

（四）治疗

1. 一般治疗

积极治疗可以消除易感因素。保持外阴清洁干燥，避免搔抓。不宜食用辛辣刺激性食品，效果很好。勤换内裤，并用温水进行洗涤，切不可与其他衣物混合洗，避免交叉感染。

2. 改变阴道酸碱度

阴道的弱酸性环境能保持阴道的自洁功能，正常人为3.7～4.5，因此用Ph4弱酸配方的女性护理液除了适合日常的清洁保养外，治病期间使用弱酸配方的女性护理液对引起细菌性阴道病的菌群紊乱有作用。外出如厕时要用女性卫生湿巾拭干外阴，保持外阴干燥，以抑制有害细菌的生长。

3. 西医治疗

（1）内服药疗法

老年患者治疗原则是增强阴道抵抗力及抑制细菌生长。可口服乙蔗酚0.125～0.5 mg或将乙蔗酚0.5mg每晚置入阴道一次，7～10为一疗程。局部炎症明显者，可同时加用抗生素，如灭滴灵或用呋乙片1片（含呋喃西林50mg和乙蔗酚0.25mg）置于阴道内，每晚一次，7～10g天为一疗程。

幼女可每日用弱酸配方的女性护理液冲洗外阴2～3次，每日口服乙蔗酚0.05～0.1mg，5～7日，同时可向阴道内滴入相应的抗生素。如有阴道内异物，应取出。

（2）局部疗法

尚可使用一些药物治疗，如凝胶消毒剂。每晚上药一次。

（3）合并症治疗

有其他病原体检出者，须针对其他病原体用药，但须避免滥用抗生素。有生殖道或其他系统合并选药时，须注意全身情况用药，可同时应用支持及提高免疫力疗法，并注意药物系统不良反应。

（4）性伴侣治疗

有主张男性性伴侣同时有一疗程药物，也有报道此治疗并不能阻止女性患者再复发。

4. 中医治疗

（1）湿热下注

带下量多，色黄，质稠，臭秽，阴中潮红、灼热、肿痛，尿赤口干，舌红、苔黄腻，脉滑数。治法：清热利湿止带。方药：猪苓、茯苓、赤芍、丹皮各 15 克，泽泻、黄柏、栀子、白果、车前子（包）各 10 克，生甘草 6 克。中成药：龙胆泻肝丸。

（2）湿浊下注

带下量多，色白，质黏，有腥味，阴中下坠肿胀，腹胀纳呆，便溏，舌质淡、苔白腻，脉濡。治法：健脾利湿止带。方药：党参、苍术、白术、茯苓、山药、生苡仁各 15 克，陈皮、欠实各 10 克。中成药：白带丸。

（3）肝郁脾虚

带下量多，色黄白，质稠，或腥臭，阴中灼热坠胀，心烦口苦，体倦乏力，纳差便溏，舌质红、苔薄腻，脉弦细。治法：疏肝清热，健脾利湿。方药：丹皮、白芍、白术、茯苓、生苡仁各 15 克。

肾虚型白带清冷、量多、质稀、终日淋漓不断，腰酸如折、小腹冷痛，苔薄白，脉沉迟。治则：滋阴补肾，扶正固本。治法：肾虚湿热。方药：满山香、野莲头、香樟叶、苦参、金银花等草药研磨而成，熏洗阴道。中成药：熏洗方。

（4）外泊法

外阴熏洗：苍术、生苡仁、苦参各 15 克，黄柏 10 克，布包水煎加分钟，熏洗外阴，每日 2 次。阴道纳药：每晚 1 次纳阴道穹窿出，12 次为一疗程。

（五）注意事项

丈夫或性伴应同时进行针对性治疗。其实除淋菌阴道炎、病毒性阴道炎外，滴虫阴道炎、念珠菌阴道炎也会通过性传播，因此，丈夫或性伴也很可能染上该病，如果不治就会造成病人反复感染。

一定要完成医生规定的治疗疗程。对于大部分病人只要用药得当，几天下来检查结果会表现为阴性，但这并不意味着就彻底好了。其实这时有些未被消灭干净的病菌正躲在黏膜下，等到下一次例假前后病人抵抗力差的时候，它又会跑出来。因此，真正意义上的阴道炎治愈,是要在连续3个月,每次例假后用7天药后,检查结果为阴性。

用弱酸配方的女性护理液保持外阴清洁,禁止性交。

一定要对生活用品进行同步“治疗”。患者的毛巾和内裤上也会染有病原体,如果不将它们进行同步治疗,治疗成果就会前功尽弃。因此,对毛巾和内库要进行充分消毒:煮沸15分钟,并要放在阳光下晒干,平常也应放在通风、干澡的地方。

坚持每日换内裤,而且最好穿宽松的棉质裤衩,以保持阴道透气、干燥。

第二节 前庭大腺炎

前庭大腺位于两侧大阴唇后部,腺管开口于小阴唇内侧靠近处女膜处,因解剖部位发病部位的特点,在性交、分娩或其他情况污染外阴部时,病原体容易浸入而引起炎症。前庭大腺炎为多种病原体感染而发生炎症,如未得到及时治疗,造成急性化脓性炎症则成为前庭大腺脓肿,此病以育龄妇女多见。

一、病因

前庭大腺位于阴道口两侧,开口在阴道前庭,在性交、分娩或其他情况污染外阴部时,病原体易于侵入而引起炎症。

病原体多为葡萄球菌、大肠杆菌、链球菌及肠球菌等,常为混合感染。多发生在生育期。

二、临床表现与诊断

急性前庭大腺炎首先侵犯腺管,呈急性化脓性炎症变化,局部有红、肿、热、痛。有时有坠胀及大小便困难的感觉及体温升高,白细胞增高等全身症状。腺管口往往因肿胀或渗出物凝集发生阻塞,脓液不能外流形成脓肿,称前庭大腺脓肿。局部可有波动感,腹股沟淋巴结肿大。脓腔内压增大时,可自行破溃。如破口大,引流通畅,炎症可较块消退痊愈。如破口小,引流不畅通,可反复发作,常使患者行走坐卧不安。

当急性炎症消失后,腺管口阻塞,腺内分泌液不能排出或脓液逐渐转为黏液而形成囊肿,称前庭大腺囊肿。

根据病史、自觉症状。及阴道口前庭大腺部位有红、肿、压痛的肿块,或有波动感者,可明确诊断。

三、并发症

脓肿如不及时进行处理，偶可向后侧方向播散，形成直肠周围脓肿，有时甚至向直肠溃破。脓肿切开排脓后，多数脓腔可完全闭合而痊愈，但偶亦可形成瘘管，不断有少量分泌物排出，触诊时可扪到小而硬的硬结，有轻微压痛，挤压时有时可从瘘口流出脓液。有时瘘口自行封闭或狭窄，又可蓄积脓液而再次形成脓肿，亦可能反复发作，经久不愈。前庭大腺炎急性期后，由于腺管口阻塞，腺内分泌液不能排出而潴留，形成前庭大腺囊肿。

四、治疗

急性期可用抗生素肌注或口服，卧床休息，局部热敷、坐浴或热疗法。脓肿形成后，可在大阴唇内侧波动明显处作一弧形切口排脓。须注意排脓应彻底。

较大的前庭大腺囊肿应考虑囊肿剥除术。目前多主张作造口术，方法简单，损伤少，术后常能恢复腺体功能。

五、预防

保持外阴清洁是预防感染的主要方法。每日清洗外阴，不穿尼龙内裤，患外阴炎时及时治疗，在一定程度上能预防前庭大腺炎的发生。

第三节　子宫颈炎

子宫颈炎是生育年龄妇女的常见病，分急性与慢性，而以慢性者多见，多由急性宫颈炎转变而来，因分娩、流产或手术引起的子宫颈裂伤或外翻，受到病原菌的侵袭所致。宫颈阴道部的鳞状上皮厚，对炎症的抵抗力强，而宫颈管的柱状上皮薄，抵抗力弱，易感染。

一、病因

（一）急性子宫颈炎

急性宫颈炎是由性交、流产、分娩、诊断性刮宫等引起宫颈损伤，病原体侵入损伤部位所致。常见病原体有以下几种：

性传播疾病病原体淋病奈瑟菌及沙眼衣原体，主要见于性传播疾病的高危人群。

内源性病原体如葡萄球菌、链球菌、大肠杆菌以及滴虫、念珠菌、阿米巴原虫等。

（二）慢性子宫颈炎

慢性子宫颈炎症可由急性子宫颈炎症迁延而来，也可为病原体持续感染所致，病原体与急性子宫颈炎相似。不洁性生活、雌激素水平下降、阴道异物长期刺激等均可引起慢性宫颈炎。流产、分娩、阴道手术损伤宫颈后继发感染，也可不引起急性症状，而直接发生慢性宫颈炎。

二、病理

（一）宫颈糜烂

由子宫颈表面的鳞状上皮长期浸于碱性炎症分泌物中而剥脱，很快由适应在碱性炎症分泌物中而剥脱，由适应在碱性环境中生长的宫颈管内柱状上皮所代替。因柱状上皮薄，可显露皮下血管，宫颈表面乃呈红色，通称宫颈糜烂。在炎症初期，糜烂面光滑，称单纯性糜烂；反之，可因腺体及间质增生，表面凹凸不平，呈颗粒状，称颗粒状糜烂；增生更显著者，呈乳头状，称乳头状糜烂。

在宫颈炎的发展和愈合过程中，可见于子宫颈阴道段的鳞状上皮和宫颈管内的柱状上皮相互移行的现象。这两种上皮的正常分界，是在宫颈的外口。鳞状上皮因炎症而脱落，柱状上皮乃移行覆盖；在愈合过程中鳞状上皮又重新覆盖宫颈的表面。若鳞状上皮的生长不仅在宫颈表面，并侵入宫颈管腺体，使腺体的柱状上皮亦可鳞状上皮所代替，称鳞状上皮化。

（二）宫颈腺体囊肿

宫颈糜烂愈合过程中，新生的鳞状上皮可覆盖宫颈腺管口或伸入腺管内，将腺管阻塞。腺管周围的结缔组织增生或瘢痕形成，也可压迫腺管使腺体分泌物的引流受阻，潴留而形成囊肿。表现为多个青白色的小囊泡，突出子宫颈表面，内含无色胶冻状物。若感染，小囊泡外观多呈白色或淡黄色。

（三）宫颈肥大

长期炎症刺激，宫颈可因充血、水肿、炎症细胞浸润及结缔组织增生等，变得肥大。

（四）宫颈息肉

宫颈内膜可因慢性炎症而出现局限性增生，形成单个或多个带蒂的鲜红色息肉，从宫颈管内或在宫颈外口突出，直径多在 1cm 以下，血管丰富，触之易出血。

三、临床表现

（一）急性宫颈炎

主要表现为阴道分泌物增多，呈黏液脓性，阴道分泌物刺激可引起外阴瘙痒及灼热感。可有性交痛、下腹坠痛等症状。若合并尿路感染，可出现尿急、尿频、尿痛。若为淋病奈瑟菌感染，因尿道旁腺、前庭大腺受累，可见尿道口、阴道口黏膜充血、水肿以及多量脓性分泌物。常于阴道炎和子宫内膜炎同时发生。葡萄球菌、链球菌等化脓菌感染可向上蔓延导致盆腔结缔组织炎。

沙眼衣原体感染所致的急性宫颈炎症状常不明显，甚至无症状。白带增多、点滴状出血或尿路刺激征是其常见症状。

（二）慢性宫颈炎

白带增多。慢性宫颈炎患者可无症状，有时白带增多可为惟一症状，呈淡黄色白带，有时可带有血丝，也可有接触性出血。偶有分泌物刺激引起外阴瘙痒不适。

下腹或腰骶部疼痛。为常见症状，月经期、排便时加重，可有性交痛。当炎症蔓延，形成慢性子宫旁结缔组织炎时疼痛更甚。

尿路刺激征。当炎症蔓延波及膀胱三角区或膀胱周围的结缔组织，可出现尿路刺激症状，尿频或排尿困难。

其他症状。部分患者可出现月经不调、痛经、盆腔沉重感等。

四、检查

（一）急性宫颈炎

妇科检查：可见宫颈充血、红肿，伴颈管黏膜水肿和宫颈黏膜外翻。宫颈触痛明显。宫颈管有脓性分泌物。

白细胞检测：检查宫颈管分泌物或阴道分泌物中的白细胞，急性宫颈炎患者宫颈管脓性分泌物中性粒细胞计数大于 30 个/高倍视野，阴道分泌物白细胞计数大于 10 个/高倍视野。

病原体检测：做宫颈分泌物涂片或细菌培养，寻找致病菌。怀疑衣原体感染时可做酶联免疫吸附试验检测沙眼衣原体抗原。

（二）慢性宫颈炎

1. 妇科检查

可发现子宫颈呈糜烂样改变，触之易出血。或有黄色分泌物覆盖子宫颈口或从子宫颈口流出，可有宫颈触痛。也可表现为子宫颈息肉、宫颈腺体囊肿或子宫颈肥大。

2. 阴道镜检查

宫颈炎久治不愈、有接触性出血、巴氏涂片二级或以上时，可行阴道镜检查，以便及早发现可能存在的癌前病变（如宫颈上皮内瘤样变）或早期宫颈癌。

3. 病原体检测

宫颈分泌物涂片或细菌培养可发现致病菌。宫颈细胞涂片亦可检查出淋球菌、滴虫、真菌。必要时需行衣原体、支原体、人乳头瘤病毒的检查。

4. 宫颈刮片和宫颈活检

慢性宫颈炎应常规做宫颈刮片细胞学检查，与宫颈癌前病变、宫颈癌、宫颈结核等疾病相鉴别。取宫颈糜烂溃疡较明显处或病变较深处的组织进行病理学检查，为最准确的检查方法。外阴阴道有急性炎症，月经期，妊娠期应暂缓进行。

五、诊断

（一）急性子宫颈炎

在子宫颈管或子宫颈管棉拭子标本上有肉眼可见的脓性或黏液脓性分泌物，或用棉拭子擦拭子宫颈管时，容易诱发子宫颈管内出血。出现这两个特征性体征之一，同时显微镜检查子宫颈或阴道分泌物白细胞计数增多，可作出急性子宫颈炎症的初步诊断。子宫颈炎症诊断后，需进一步检查，确定病原菌。

（二）慢性子宫颈炎

根据临床表现和妇科检查结果，可初步做出慢性子宫颈炎的诊断，但应注意将妇科检查所发现的阳性体征与子宫颈的常见病理生理改变（宫颈癌前病变或早期宫颈癌）进行鉴别。

六、治疗

治疗前应先排除宫颈癌，以免将早期癌误诊为炎症而延误治疗。宫颈息肉可先消毒后用长止血钳夹住其蒂部扭掉，或用活检钳夹去，断端出血可用棉球或沙布压迫，多能止血。宫颈肥大及腺体囊肿，一般不需治疗。如腺体囊肿较大，可用粗针刺破，挤出其中胶冻状物后再涂以碘酒，或用电烙器先刺破，放出液体后，再烧灼囊壁组织。

宫颈糜粒的治疗原则是，采用各种方法破坏糜烂面的柱状上皮，使其坏死、脱落，便于新生的鳞状上皮长入，覆盖肉芽面，达到治愈目的。较为有效的方法为以下几种。

（一）物理疗法

适用于中度和重度糜烂，是目前疗效较好、疗程最短的方法，一般只需一次即可治愈。

1. 电熨术

用电熨头接触糜烂面，使组织凝固，形成痂皮，约二周后痂皮开始脱落，创面愈合一般需6～8周。手术应在月经净后3～5天进行。有附件炎者忌用。治疗后白带可暂增多或出血。如出血较多，可用消毒纱布压迫止血，24小时后取出。缺点是有时因疤痕收缩致宫颈狭窄。

2. 冷冻疗法

用液氮快速降温装置，将探头置于糜烂面1～3分钟，自然复温后取出，使病变组织冷冻坏死。治疗后2－3周可流出很多水样分泌物。优点是出血及宫颈狭窄较少发生。

3. 激光治疗

激光使糜烂组织炭化结痂，愈合过程同前两种治疗方法。

物理疗法术后，多有大量黄水样白带自阴道流出，时间长短不一，应保持外阴清洁，一般需6～8周痊愈。在创面未完全愈合前，应避免盆浴、性交和阴道冲洗。术后可每周复查一次，观察愈合情况。注意有无宫颈狭窄，如有，可用探针轻轻扩张。

(二)药物治疗

适用于轻度糜烂，方法如下：

10%～30%硝酸银溶液或10%碘酒：用棉签粘药小心地涂抹患处，用硝酸银后，应以生理盐水涂抹，使多余硝酸银成为无腐蚀性氯化银。每周2次，4～6次为一疗程，必要时可重复。

重铬酸钾液：用棉签沾药小心地抹患处，于月经净后上药一次，在下次经后可重复一次，对糜烂面较大者，有时效果较好。涂药前，先用0.1%新洁尔灭拭净宫颈黏液，后穹窿置棉球2个，防药物流下灼伤阴道黏膜。毕后取出棉球，再用75%酒精棉签揩拭涂药区(配方：重铬酸钾10g，浓硫酸75ml，加水至100ml)。

(三)手术

对宫颈肥大、糜烂面深广且涉及颈管者，及(或)疑有恶变者，可作宫颈锥形切除。切下组织送病检。此法疤痕较小，术后宫颈能保持原状。

第四节 盆腔炎

盆腔炎是指女性生殖器官、子宫周围结缔组织及盆腔腹膜的炎症。慢性盆腔炎症往往是急性期治疗不彻底迁延而来,其发病时间长,病情较顽固。细菌逆行感染,通过子宫、输卵管而到达盆腔。但在现实生活中,并不是所有的妇女都会患上盆腔炎,发病只是少数。这是因为女性生殖系统有自然的防御功能,在正常情况下,能抵御细菌的入侵,只有当机体的抵抗力下降,或由于其他原因使女性的自然防御功能遭到破坏时,才会导致盆腔炎的发生。

一、病因

(一)产后或流产后感染

分娩后产妇体质虚弱,宫颈口因有恶露流出,未及时关闭,宫腔内有胎盘的剥离面,或分娩造成产道损伤,或有胎盘、胎膜残留等,或产后过早有性生活,病原体侵入宫腔内,容易引起感染;自然流产、药物流产过程中阴道流血时间过长,或有组织物残留子宫腔内,或人工流产手术无菌操作不严格等均可以发生流产后感染。

(二)宫腔内手术操作后感染

如放置或取出宫内节育环、刮宫术、输卵管通液术、子宫输卵管造影术、宫腔镜检查、黏膜下子宫肌瘤摘除术等,由于术前有性生活或手术消毒不严格或术前适应证选择不当,手术后急性感染发作并扩散;也有的患者手术后不注意个人卫生,或术后不遵守医嘱,同样可使细菌上行感染,引起盆腔炎。

(三)经期卫生不良

若不注意经期卫生,使用不洁的卫生巾和护垫,经期盆浴、经期性交等均可使病原体侵入而引起炎症。

(四)邻近器官的炎症直接蔓延

最常见的是阑尾炎、腹膜炎时,由于它们与女性内生殖器官毗邻,炎症可以通过直接蔓延,引起盆腔炎症;患慢性宫颈炎时,炎症也可通过淋巴循环,引起盆腔结缔组织炎。

二、分类

（一）输卵管积水与输卵管卵巢囊肿

输卵管发炎后，伞端粘连闭锁，管壁渗出浆液性液体，潴溜于管腔内形成输卵管积水；有时输卵管积脓的脓液吸收后，也可形成输卵管积水；如果同时累及卵巢则形成输卵管卵巢囊肿。

（二）输卵管炎

是盆腔炎中最为常见的；输卵管黏膜与间质因炎症破坏，使输卵管增粗、纤维化而呈条索状或进而使卵巢、输卵管与周围器官粘连，形成质硬而固定的肿块。

（三）慢性盆腔结缔组织炎

炎症蔓延到宫旁结缔组织和子宫骶韧带处最多见；局部组织增厚、变硬、向外呈扇形散开直达盆壁，子宫固定不动或被牵向患侧。

三、临床表现

（一）急性盆腔炎症

其症状是下腹痛、发热、阴道分泌物增多，腹痛为持续性，活动或性交后加重。若病情严重可有寒战、高热、头痛、食欲不振。月经期发病者可出现经量增多，经期延长，若盆腔炎包裹形成盆腔脓肿可引起局部压迫症状，压迫膀胱可出现尿频、尿痛、排尿困难；压迫直肠可出现里急后重等直肠症状。急性盆腔炎进一步发展可引起弥漫性腹膜炎、败血症、感染性休克，严重者可危及生命。

（二）慢性盆腔炎症

由于急性盆腔炎未能彻底治疗或患者体质较差，病程迁延所致，慢性盆腔炎症的症状是下腹部坠胀，疼痛及腰骶部酸痛，常在劳累、性交后及月经前后加剧。其次是月经异常，月经不规则。病程长时部分妇女可出现精神不振、周身不适、失眠等神经衰弱症状。往往经久不愈，反复发作，导致不孕、输卵管妊娠，严重影响妇女的健康。

四、检查

（一）分泌物直接涂片

取样可为阴道、宫颈管分泌物，或尿道分泌物，或腹腔液（经后穹隆、腹壁，或经腹腔镜获得），做直接薄层涂片，干燥后以美蓝或革兰染色。凡在多形核白细胞内见到革兰阴性双球菌者，则为淋病感染。因为宫颈管淋菌检出率只有67%，所以涂片阴性并不能除外淋病存在，而阳性涂片是特异的。沙眼衣原体的镜检可采用荧光素单克隆抗体染料，凡在荧光显微镜下观察到一片星状闪烁的荧光点即为阳性。

(二)病原体培养

标本来源同上，应立即或在30秒内将其接种于Thayer-Martin培养基上，置35℃温箱培养48小时，进行细菌鉴定。新的相对快速的衣原体酶测定代替了传统的衣原体的检测方法，也可用哺乳动物细胞培养进行对沙眼衣原体抗原检测，此法系酶联免疫测定。细菌学培养还可以得到其他需氧和厌氧菌株，并作为选择抗生素的依据。

(三)后穹隆穿刺

后穹隆穿刺是妇科急腹症最常用且有价值的诊断方法之一。通过穿刺，所得到的腹腔内容或子宫直肠窝内容，如正常腹腔液、血液(新鲜、陈旧、凝血丝等)、脓性分泌物或脓汁，都可使诊断进一步明确，穿刺物的镜检和培养更属必要。

(四)超声波检查

主要是B型或灰阶超声扫描、摄片，这一技术对于识别来自输卵管、卵巢及肠管粘连一起形成的包块或脓肿有85%的准确性。但轻度或中等度的盆腔炎很难在B型超声影像中显示出特征。

(五)腹腔镜检

如果不是弥漫性腹膜炎，病人一般情况尚好，腹腔镜检可以在盆腔炎或可疑盆腔炎以及其他急腹症病人施行，腹腔镜检不但可以明确诊断和鉴别诊断，还可以对盆腔炎的病变程度进行初步判定。

(六)男性伴侣的检查

这有助于女性盆腔炎的诊断。可取其男性伴之尿道分泌物作直接涂片染色或培养淋病双球菌，如果发现阳性，则是有力的佐证，特别在无症状或症状轻者。或者可以发现有较多的白细胞。

五、诊断

(一)最低标准

宫颈举痛或者子宫压痛或者附件压痛。

(二)附加标准

体温超过38.3℃，宫颈或者阴道有黏液脓性分泌物，阴道分泌物0.9% NaCl涂片

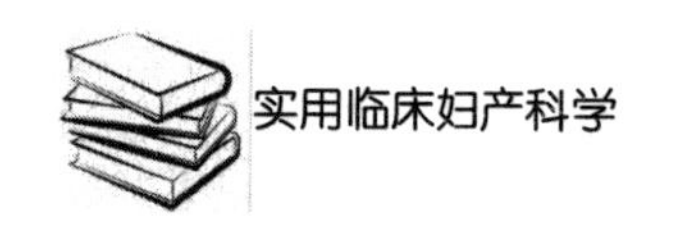

见到大量白细胞,血沉增快,C 反应蛋白升高;实验室证实的宫颈淋病奈瑟菌或衣原体阳性。

（三）特异标准

子宫内膜活检发现子宫内膜炎的组织学证据,经阴道超声检查或磁共振成像检查显示输卵管壁增厚、管腔积液、并发或不并发盆腔积液或输卵管卵巢脓肿,腹腔镜检查有符合 PID 的异常发现。

有急性盆腔炎症史以及症状和体征者,诊断多无困难,但有时患者症状较多,而无明显盆腔炎病史及阳性体征,此时对慢性盆腔炎的诊断须慎重,以免轻率作出诊断造成患者思想负担。有时盆腔充血或阔韧带内静脉曲张也可产生类似慢性炎症的症状。慢性盆腔炎与子宫内膜异位症有时不易鉴别,子宫内膜异位症痛经较显著,若能摸到典型结节,有助于诊断。鉴别困难时可行腹腔镜检查。输卵管积水或输卵管卵巢囊肿需与卵巢囊肿鉴别,前者除有盆腔炎病史外,肿块呈腊肠型,囊壁较薄,周围有粘连;而卵巢囊肿一般以圆形或椭圆形较多,周围无粘连,活动自如。盆腔炎性附件包块与周围粘连,不活动,有时与卵巢癌相混淆,炎性包块为囊性而卵巢癌为实性,B 型超声检查有助于鉴别。

急性慢性盆腔炎症根据病史、症状和体征可以作出诊断。但是一定要做好鉴别诊断。急性盆腔炎的主要鉴别诊断有:急性阑尾炎、异位妊娠、卵巢囊肿蒂扭转等;慢性盆腔炎的主要鉴别诊断有:子宫内膜异位症和卵巢癌。

六、鉴别诊断

（一）盆腔淤血综合征

表现为腰骶部疼痛及小腹坠痛,向下肢放射,久站及劳累后加重。检查宫颈呈紫蓝色,但子宫及附件无异常,与盆腔炎的症状与体征不符。通过 B 超,盆腔静脉造影可以确诊。

（二）子宫内膜异位症

主要表现是继发渐进性痛经,伴月经失调或不孕。若在子宫后壁、子宫骶骨韧带、后陷凹处有触痛性结节,即可诊断。此外,慢性盆腔炎久治无效者,应考虑有内膜异位症的可能。

（三）卵巢肿瘤

卵巢恶性肿瘤亦可表现为盆腔包块,与周围黏连、不活动,有压痛,与炎性包块易混淆。但其一般健康情况较差,病情发展迅速,疼痛为持续性,与月经周期无关。B超检查,可见腹部包块,有助于诊断。

七、治疗

（一）药物治疗

抗生素为急性盆腔炎的主要治疗措施,包括静脉输液、肌肉注射或口服等多种给药途径。应使用广谱抗生素并联合抗厌氧菌药物,注意疗程足够。且可联合中药治疗,以期取得更好疗效。

（二）手术治疗

有肿块如输卵管积水或输卵管卵巢囊肿可行手术治疗;存在小的感染灶,反复引起炎症发作者亦宜手术治疗。手术以彻底治愈为原则,避免遗留病灶再有复发的机会,行附件切除术或输卵管切除术。对年轻妇女应尽量保留卵巢功能。慢性盆腔炎单一疗法效果较差,采用综合治疗为宜。

（三）物理疗法

温热的良性刺激可促进盆腔局部血液循环。改善组织营养状态,提高新陈代谢,以利炎症吸收和消退。常用的有短波、超短波、离子透入(可加入各种药物如青霉素、链霉素等)、蜡疗等。中医上也有中药包塌渍治疗的方法。

（四）心理治疗

一般治疗解除患者思想顾虑,增强治疗的信心,增加营养,锻炼身体,注意劳逸结合,提高机体抵抗力。

第五节　生殖器结核

由结核杆菌引起的女性生殖器炎症称为生殖器结核又称结核性盆腔炎。生殖器结核是由结核杆菌侵入人体引起的输卵管、子宫内膜、卵巢、盆腔腹膜及子宫颈等女性生殖器官的炎性病变,又称为结核性盆腔炎。20～40岁的女性多发,也可见于绝经后的老年妇女。生殖器结核常常继发于肺结核、腹膜结核或肠结核,极少继发于肾结核、骨结核。原发者罕见。

一、疾病简介

1. 生殖器结核

由结核杆菌引起的女性生殖器炎症，称为生殖器结核。由于生殖器结核多病程缓慢，缺少典型症状而易被忽略。从临床上认为是慢性盆腔炎，月经失调，不孕症的病例中，发现不少是生殖器结核，故应引起重视。

一般认为女性生殖器结核感染主要是来源于肺或腹膜等结核灶的继发感染。结核往往在生殖器官首先累及输卵管，再蔓延至子宫内膜，进一步累及到子宫颈、卵巢等则比较少见。早期病人可因子宫内膜充血及溃疡，出现月经过多，后期可因子宫内膜不同程度地破坏，而致出现闭经或月经稀少。由于盆腔的炎症和粘连，患者可出现不同程度的下腹坠痛，在月经期尤为明显。如在结核活动期，病人还可有发热、盗汗、乏力、体重减轻等。由于输卵管黏膜的破坏与粘连，常使管腔阻塞，造成不孕。在原发性不孕病人中，生殖器结核常为主要原因之一。

因多数病人缺乏明显症状，因此当病人有原发不孕、月经失调、低热盗汗、盆腔炎时，均应考虑生殖器结核的可能。通过子宫输卵管碘油造影、子宫内膜活组织检查。

经血和子宫内膜结核菌培养及动物接种等肯定诊断后，应在加强营养，增强体质基础上，接受抗结核药物的治疗。

生殖道结核系由结核杆菌引起的慢性炎症疾病，多发生于20～40岁间，以输卵管结核为最常见，约占85%～90%，其次为子宫、卵巢结核，宫颈、阴道及外阴结核少见。

2. 宫颈结核

在女性生殖器结核中，宫颈结核比较罕见，仅占女性生殖器结核的5%左右。大部分患者同时患有其他部位的结核，临床上最常见的是继发于子宫内膜结核或输卵管结核。原发性宫颈结核比较少见，大多是肺或消化道的病灶经淋巴或血行播散至宫颈。

根据病灶的形态不同，宫颈结核可分为溃疡型、乳头型、粟粒型及间质型4种。溃疡型多位子宫颈后唇，呈单个或多个，边缘锐利，向内凹陷，基底为红色，表面被坏死膜状物覆盖。乳头型也比较多见，宫颈表面为菜花状，呈灰白色或鲜红色，质极脆，易溃烂出血。以上2型均易与宫颈癌混淆，应引起临床医生警惕。粟粒型病灶一般比较表浅，微小、散在，略突出子宫颈黏膜，表面为灰白色。此型多由血行播散引起，是全身播散性粟粒型结核的一部分。间质型病灶位子宫颈组织深部，使宫颈充血、增大，表面出现不规则隆起结节。患宫颈结核时，白带增多为其突出症状，白带为脓性，可能伴有接触性出血。由子宫颈结核多数是由生殖器结核蔓延而来，少数是由其他部位的结核经血行或淋巴播散至宫颈，所以临床表现除局部症状外，常伴有生殖系统的其他症状，如月经异常，特别是月经量少以至闭经、不孕、下腹包块等。

当患者患有其他脏器的结核，可出现全身性症状，如消瘦、低烧、乏力、腹泻便秘交替、干咳、咯血等。

询问病史时应注意家庭成员中有无结核病史。宫颈结核极易误诊，应根据患者有无结核接触史，生殖系统有无结核的临床症状做出综合判断。

辅助检查可做宫颈分泌物涂片抗酸染色，查抗酸杆菌，或分泌物培养结核杆菌，但其阳性率比较低。也可应用 PCR 技术，检测宫颈分泌物的 TB - - DNA。但最终的确诊，还是要靠宫颈活体组织的病理检查。宫颈结核的阴道镜检查：宫颈结核的阴道镜所见因其类型不同而异，溃疡型边缘锐利，呈挖凿状，溃疡边周常伴有血管增生，溃疡表面为深红色，如合并感染，表面被覆一层无结构的灰白色脓苔。乳头型表面高低不平，表面看不清结构，呈猪油样改变，组织极脆，触之易出血。以上 2 型阴道镜下也极难与宫颈癌相鉴别。

二、病理

感染多继发于肺结核或消化道结核，经血行传播至生殖器，其次是直接由腹膜结核蔓延而来，常首先侵犯输卵管。少数输卵管表面可呈粟粒状结节，多数改变与一般慢性炎症相似，可用输卵管积脓或积水，或有间质性及结节性炎等。输卵管多增粗或呈结节状。晚期可发生溃疡、坏死及干酪样变性，与周围紧密粘连。

子宫内膜结核，几乎全部来自输卵管结核，表层可见有粟粒状结节，有时可出现溃疡及干酪样坏死，最后形成疤痕，可使宫腔粘连、变形、缩小。

当结核杆菌感染到一易感宿主后，局部组织首先出现多形核白细胞的炎性渗出，48 小时内即被单核细胞所代替，并变成结核杆菌在细胞内繁殖复制的最初场所。当细胞免疫出现后，结核杆菌被消灭，组织发生干酪性坏死。以后如感染灶重新激活，乃引起增生性肉芽肿病损 - 结核结节。典型的组织图像：中央是干酪性坏死组织，四周围以同心层的类上皮细胞及多核巨细胞，其外周为淋巴细胞，单核细胞及成纤维细胞浸润。

女性生殖器官结核中输卵管是受累最多的部位，占 90% ~100%，多为双侧性。子宫受累为 50% ~60%，几乎全部在子宫内膜，很少侵入肌层。卵巢结核常从感染的输卵管直接蔓延而来，由于卵巢周围有一层坚韧的白膜，感染率低于子宫内膜，占

20% ~30%,至少有一半为双侧性。宫颈结核来源于子宫内膜结核的下行感染,如作连续宫颈切片并不罕见,可占5% ~15%。阴道、外阴结核偶见,约占1%。

(一)结核性输卵管周围炎

输卵管浆膜表面满布灰白色粟粒样小结,开始并不波及深层肌肉和黏膜组织,常常是弥漫性结核性腹膜炎或盆腔腹膜炎的培分,整个盆腔器官、肠管、肠系膜、腹膜的浆膜面和子宫表面均有许多散在的灰白色、大小不等的干酪化结节,直径自数mm到1cm,整个浆膜面充血、肿胀,可能出现少量腹水。

(二)间质性结核性输卵管炎

最初在黏膜下层或肌层出现散在的小结节,病灶开始比较局限,继续发展则向黏膜和浆膜方向侵犯。这一类型显系血行播散而来。

(三)结核性输卵管内膜炎

系输卵管内膜首先受累,常发生于输卵管的远侧端。伞端黏膜肿胀,管腔逐渐变大,黏膜皱襞由于坏死及表面上皮剥脱而互相粘连。但伞部不一定闭锁,可发生外翻而仍保持开放。此型多半通过血行感染,继发于结核性腹膜炎者(结核杆菌自输卵管伞部侵入)较为少见。据统计结核性腹膜炎患者中仅13.5%有生殖器结核,而生殖器结核并有腹膜结核者却占32.8%,说明在输卵管伞端开放情况下,结核杆菌可从输卵管直接扩散至腹膜,这一情况亦可解释为何结核性腹膜炎女性多于男性。

1.输卵管结核后期大致有2种类型

(1)增生粘连型

较为普遍,80%属于此类,病变进展缓慢,临床表现模糊不显。输卵管壁增厚,显得粗大僵直。管口虽可能开放,但在管腔内任何部位均可出现狭窄或阻塞。切面可在黏膜及肌壁找到干酪性结节样病变,慢性病例可能发生钙化。有时黏膜发生增生性病变,增生的黏膜皱襞很似腺癌。当病变扩展到浆膜层或输卵管全部破坏后可能有干酪样渗出物,后经肉芽组织侵入,致使输卵管与邻近器官紧密粘连。有时与肠管、肠系膜、膀胱及直肠粘连,形成一个不易分离的炎块;严重者手术时无法进入腹腔。但腹水不显著,如有,常形成包裹性积液。由于致密的粘连,可并发肠梗阻。

(2)渗出型

为急性或亚急性病程,输卵管显著肿胀,黏膜破坏较剧,管腔充满干酪样物质,管壁增厚,形成结核性输卵管积脓。常与周围邻近的肠管、网膜、壁层腹膜、卵巢及子宫等紧密粘连,但有些可与周围无粘连,活动度大而误诊为卵巢囊肿。浆膜层表面可能有少数结节，一般不显著，不易引人注意。较大的输卵管积脓常波及卵巢而形成结核性输卵管卵巢脓肿，有时亦有输卵管积血或积水者。

结核性输卵管积脓的脓液中，通常已不含细菌，但极易发生一般化脓细菌的继发感染，这时可引起严重下腹痛、发热、白细胞增多等炎症症状，可在一侧扪到迅速增大的痛性包块。这类脓肿易向邻近穿破，形成慢性瘘管。急性期错误地行切开引流术，更易发生瘘管，甚至发生肠梗阻。

2. 子宫结核

子宫大小、形态均可能正常，结核病变大多局限于子宫内膜，主要在宫底部和子宫两角，多半从输卵管管腔下行、扩展而成，少数严重者可累及肌层。早期患者子宫内膜的改变很难与子宫内膜炎鉴别，有时除少数散在的结节外，其余内膜及腺体基本正常。结节周围内膜的葡萄糖含量低，持续在增生期状态，在结节更外围的内膜则有典型的分泌期改变，故月经多无改变。由于内膜周期性脱落，没有足够时间形成广泛而严重的内膜结核灶，干酪化、纤维化以及钙化等现象亦很少见。少数严重病例则可累及肌层，内膜部分或全部破坏，为干酪样组织所替代或形成溃疡，最后发生子宫积脓，子宫内膜功能完全丧失而出现闭经症状。尚有一类少见的增生型内膜结核，宫腔充满干酪样肉芽肿样组织，排出大量浆液性恶臭白带，子宫球形增大，易与宫体癌混淆。

3. 卵巢结核

常双侧受侵犯，有卵巢周围炎及卵巢炎两型。前者由输卵管结核直接蔓延，在卵巢表面有结核性肉芽组织，与输卵管粘连形成输卵管卵巢肿块，亦常与肠管或网膜粘连。卵巢炎乃血行播散所致，病变在卵巢深层间质，形成结节或干酪样脓肿，而皮质部往往正常。这种类型较少见。

4. 腹膜结核

弥漫性粟粒型腹膜结核可在整个腹膜壁层及腹、盆腔内器官的浆膜层上有许多散在的灰白色、大小不等的干酪样结节，整个腹膜面充血、肿胀。若为急性粟粒性结核，可出现腹水，结节逐渐纤维化，腹水亦渐被吸收，结核病变暂时好转或粘连，形成包裹性积液。有时干酪化结节破溃、坏死而成溃疡或夹杂化脓菌感染，致盆腹腔反复发炎，最后形成广泛粘连及不规则包块，甚至形成“冰冻盆腔。”

5. 子宫颈结核

宫颈结核较上述部位的结核病变少见。病变可分为 4 型，易与子宫颈炎或子宫颈癌相混淆，须通过活检、病理检查进行鉴别。

溃疡型：溃疡形状不规则，较表浅，边缘较硬，界限明显，基底部高低不平，呈灰黄色，为最常见的宫颈结核类型。

乳头型：少见，呈乳头状或结节状，灰红色，质脆，状如菜花，颇似菜花型子宫颈癌。

间质型：系经血行播散而来的一种粟粒型病变，累及宫颈的全部纤维肌肉组织，使宫颈肿胀肥大，最为罕见。

子宫颈黏膜型：局限在宫颈管内的黏膜，由子宫内膜结核直接蔓延而来，可见黏膜增生，表面有表浅溃疡及干酪样结节，触血明显，有时可阻塞宫颈管，造成宫腔积脓。

6. 外阴及阴道结核

两者均较罕见，多半是内生殖道结核病变引起的继发感染灶。病变开始可在阴唇或前庭黏膜形成小结节，旋即破溃，呈不规则形态的表浅溃疡，底部不规则，病程缓慢，久治不愈。可能累及较深组织，形成窦道而有干酪样物或脓液排出。阴道结核病灶外观极似癌变，活组织检查始可明确诊断。

三、传播途径

（一）血行传播

为传播的主要途径。结核菌首先侵入呼吸道。动物实验证明，注入 2 ~ 6 个结核菌即能产生病变，并迅速传播，在肺、胸膜或附近淋巴结形成病灶，然后经血循环传播到内生殖器官，首先是输卵管，逐渐波及子宫内膜及卵巢。子宫颈、阴道、外阴感染少见。

有证据，如肺部原发感染接近月经初潮时，通过血运播散（即致敏前期菌血症），累及生殖道的可能性大大增加，此时组织反应不明显，临床也无症状。循环内结核菌可被网状内皮系统清除，但在输卵管可形成隐伏的转移灶，它处于静止阶段可长达1 ~ 10 年，甚至更长时间，直至在某些因素作用下，局部免疫力低下，隐伏病灶重新激活，感染复发。由于这种缓慢无症状过程常常使肺部的原发病灶完全被吸收而不留有可被放射线诊断的痕迹，这几乎是生殖道结核明确诊断时的普遍现象。

（二）腹腔内直接蔓延

结核性腹膜炎、肠系膜淋巴结结核干酪样变破裂或肠道、膀胱结核与内生殖器官发生广泛粘连时，结核杆菌可直接蔓延到生殖器官表面。输卵管结核常与腹膜结核并存，可能先有输卵管结核再蔓延波及腹膜或反之。亦可能双方均系血行播散的结果。

（三）淋巴传播

病菌由腹内脏器结核病灶，如肠道结核，通过淋巴管逆行传播到内生殖器官，由于需要逆行播散，所以少见。

（四）原发性感染

女性生殖器官直接感染结核，形成原发病灶的可能性还有争论。男性泌尿生殖系统结核（如附睾结核）患者，通过性交直接传染其性偶，形成原发性外阴或宫颈结核，但精液内不常发现结核杆菌，并在这些病例中不可能排除在肺或其他部位存在早期无症状的原发性病灶。

四、临床症状

发病多缓慢，常无自觉症状，少数有盗汗、疲劳及潮热等。月经多不调，可因炎症而有经血过多、经期延长或不规则出血，到炎症后期则因内膜萎缩，经血将减少，最近导致闭经。部分患者可有下腹坠痛及白带增多等。由于输卵管阻塞，且子宫内膜结核可妨碍孕卵着床，故绝大多数患者均不能受孕。在原发不孕者中，生殖道结核常为主要原因之一。

月经量多或淋漓不断，有严重破坏者闭经。

白带量多。

下腹疼痛，痛经。

下午有微热，周身倦乏。有人统计，在不孕的妇女中，约有5%～10%是由生殖器官结核引起的。

五、诊断

为进一步提高诊断率，对可疑征象不能轻易放过，如不孕患者有月经稀少或闭经者，未婚而有低热、消瘦者，慢性盆腔炎久治不愈者，有结核病接触史或本人曾有结核病史者应首先考虑生殖器结核的可能

生殖器结核患者中约20%有家族结核病史；50%以上早期曾有过盆器外的结核病，常见者为肺结核、胸膜炎，其次为结核性腹膜炎、结节性红斑及肾、骨结核等。如发现这类病史，须特别警惕本病的可能。不孕常常是本病的主要或唯一症状。因此，对这类病人应仔细查问有关结核病史，进行胸部X线检查。如怀疑生殖器官结核而又缺乏明确体征，则须进一步通过内膜病理检查或细菌学检查、子宫输卵管造影等辅助诊断方法明确诊断

部分生殖器结核病人有长期慢性消耗病史，食欲差、消瘦，易于疲劳乏力，持续午后低热或月经期发热，月经不规则，长期下腹部隐痛。年轻少女查有附件炎性肿块，几乎即可诊断为附件结核。对于无明显感染病史，病程经过缓慢，一般治疗效果不好的附件炎块应考虑为结核性。

遇下列情况应怀疑为生殖道结核:①未婚女子有附件增厚或有肿块,伴有低热、下腹痛或月经失调等。②婚后不育,有盆腔肿块而无其他感染接触史者;③结核患者,有盆腔肿块者;④慢性盆腔炎久治不见好转者。

确诊方法:①取内膜或诊刮作活检;②月经血或经前子宫内膜作结核杆菌培养,或行动物接种;③子宫输卵管碘油造影,可能见宫腔边缘呈锯齿状,输卵管僵直或呈念珠状,或因阻塞不显影;盆腔内可有钙化点;④B 超检查发现子宫内膜钙化病灶。⑤必要时剖腹探查以确诊。

六、辅助检查

(一)实验室检查

实验室常规检查对诊断无大帮助。大多数病人白细胞总数及分类基本正常,慢性轻型内生殖器结核的红细胞沉降率加速不如化脓性或淋菌性盆腔炎明显,但往往表示病灶尚在活跃,可供诊断与治疗的参考,因此血沉检查应列为常规检查的项目。

(二)胸部 X 线检查

本病绝大多数患者继发于肺部感染,故胸部摄片检查应列为常规检查项目,重点是注意有无陈旧性结核病灶或胸膜结核征象,阳性发现对诊断可疑病人有一定参考价值,但阴性却不应据此否定本病的可能。

(三)结核菌素试验

标准技术是皮内注射 0.1ml 结核菌素(纯蛋白衍化物 - PPD 结核菌素,等于 5 倍结核菌素单位),在 48 ~ 72 小时内检测皮肤硬肿、红晕大小。皮试阳性说明以往曾有过感染,并不表示试验时仍有活动性结核病灶,参考价值在于提高怀疑指数,特别对强阳性病人或青春期少女,以鉴别是否需要作更特异性检查。要注意的是阴性结果有时也不能完全排除结核病,如受检对象感染严重结核病、使用肾上腺皮质激素、老人、营养不良等。

(四)血清学诊断

近年有应用结核杆菌纯化蛋白抗原酶联免疫吸附试验来检测血清中抗纯蛋白衍化物(PPD)的特异性抗体 IgG 和 IgA,国内也已用于临床诊断活动性结核病。此外,间接免疫荧光试验检测病人血清中特异抗体,采用合适的单克隆抗体技术有可能增加对结核菌鉴别的敏感性和特异性。这些技术的问世和推广应用对生殖器结核提供了迅速和敏感的诊断手段。

（五）特殊检查

生殖器官结核有一半以上累及子宫内膜，且内膜组织容易获得。因此，内膜的病理检查以及宫腔分泌物的细菌培养与动物接种均为确诊生殖器结核的方法。但结核杆菌从输卵管到达宫腔尚未引起内膜显著病变时，病理组织学检查无从辨认，作细菌培养或动物接种却能得到阳性结果，并可借助药物敏感试验了解菌株的耐药性，作为临床治疗时选用药物的参考。因此细菌学检查就显得更为重要。但培养结果受培养基的敏感度，取材时间及材料性质等因素影响，加以培养难度较大，耗时较久(6～8 周得结果)使细菌学检查的临床实用价值受到一定限制。目前一般均同时采用上述 3 种检查，诊断阳性率有明显提高。

1. 诊断性刮宫

月经前 2～3 天内或月经来潮 12 小时内施行最为适宜。内膜结核多出现于邻近子宫角的部位，应特别注意在该处取材，又由于早期内膜结核病变小而分散，应刮取全部内膜以获得足够材料，并同时刮取宫颈内膜及宫颈活检，分组送验，以免忽视宫颈结核的存在。利取内膜标本分两组，一组因定于 10% 福尔马林液送作病理检查，一组放入干燥试管立即送作细菌培养及动物接种。病理检查标本最好作连续切片，以免漏诊。闭经时间较长病人可能刮不出内膜，可收集宫腔血液作细菌培养及动物接种，刮宫手术可激活盆腔结核病灶，为防止结核病扩散，应在术前 3 天开始，每天肌注链霉素 1g，术后持续治疗 4 天。病理检查结果阴性还不能排除结核的可能性。临床可疑者应间隔 2～3 月重复诊刮，如经 3 次检查均为阴性，可认为无子宫内膜结核或已治愈。

2. 细菌培养及动物接种

由于内膜结核杆菌数量较少，用内膜或子宫分泌液直接涂片染色镜检，阳性率太低，无临床实用价值。一般留取一半刮宫标本进行细菌培养及动物接种。将子宫内膜碎片在无菌器皿中磨细，种植于适当的培养基上，每周检查培养物一次，直到 2 个月或出现阳性为止。另将磨细的内膜混悬液注入豚鼠腹壁皮下，6～8 周后将实验动物处死后取其区域性淋巴结、腰部淋巴结及脾脏作涂抹标本，染色后直接镜检，或再进行细菌接种培养 为了避免刮宫引起结核播散危险，有人主张收集月经血作培养。方法是于月经期在患者宫颈外套以宫颈帽收集月经血作培养，也可在月经期第一二天在窥器直视下取经血培养，但较子宫内膜细菌学检查阳性率要低。月经间歇期宫颈分泌物的培养，虽不受时间限制，可反复进行，但阳性率更低

上述细菌培养及动物接种虽可确定诊断，有时须反复进行才获得结核杆菌的阳性反应，故一般定为至少 3 次阴性才能排除结核。

3. 子宫输卵管碘显影剂造影

生殖器结核病变的子宫输卵管造影可显示某些特征，根据这些特征，结合临床高度怀疑结核可能时，基本上可作出生殖器结核的诊断。

碘显影剂有碘油及水溶性碘剂两种，由于碘水较碘油刺激性小，吸收快，没有引起肉芽肿及油栓可能，并且能看出细微的输卵管瘘管等优点，目前多半采用碘水作为显影剂，但其缺点是，如不及时拍片，碘剂在短时间内即消失。

造影时间最好选择在月经净后 2 ~3 天内进行。附件有炎性包块且患者有发热者禁忌。为防止病灶激活扩散，可于术前后数日内肌注链霉素。

刘伯宁等把生殖器结核在子宫输卵管造影的 X 线片上的特点，按其诊断价值分作两类：

(1)较可靠的征象

凡临床有结核可疑，具有下述任何一项特征者，基本可诊断为生殖器官结核：

①盆腔中有多数钙化点：在妇科领域内导致盆腔病理钙化的情况不多。相当于输卵管部位的多数钙化点，除生殖器官结核外，其他可能性极少。

②输卵管中段阻塞，并伴有碘油进入输卵管间质中溃疡或瘘管形成的灌注缺陷。

③输卵管有多发性狭窄，呈念珠状。

④子宫腔重度狭窄或畸形。

⑤碘油管腔内灌注，即碘油进入淋巴管、血管或间质组织中。并伴有子宫腔狭窄或变形。

⑥卵巢钙化：钙化征出现在相当于卵巢的部位。

(2)可能的征象

临床有结核可疑并具有下述征象中任何 2 项以上者，基本可诊断为生殖器结核：

①盆腔平片中显示孤立的钙化点。

②输卵管僵硬，呈直管状，远端阻塞。

③输卵管呈不规则形，并有阻塞。

④输卵管一侧未显影，一侧中段阻塞并伴有间质内碘油灌注。

⑤输卵管远端闭锁，而管腔内有灌注缺陷。

⑥双侧输卵管峡部阻塞。

⑦子宫腔边缘不规则，呈锯齿状。

子宫间质、淋巴管或静脉内有碘油灌注。

4. 腹腔镜检查

可直接观察到病变情况，并可在镜下取活检作病理检查，腹水作直接涂片，抗酸性染色，镜检，或送细菌培养敏感性高度增加。尤其对子宫内膜异位症或卵巢癌的鉴别价值较大。许多经 B 超扫描及 CT 等检查不能确诊的疑难病例，经腹腔镜检查而确诊。可是对病变严重病例，由于致密粘连常可损伤肠管而列入禁忌，遇此情况可作一小切口取标本更为安全。

七、鉴别诊断

下列几种常见的妇科疾病与内生殖器结核的体征极为相似，在临床上常需加以鉴别：

慢性非特异性附件炎及慢性盆腔炎患者亦往往不孕，盆腔体征与内生殖器官结核很相似，但前者多有分娩、流产和急性盆腔炎病史；月经量一般较多，很少有闭经；当慢性附件炎久治不愈，可做子宫输卵管造影或诊刮，以排除生殖器结核。

子宫内膜异位症。卵巢的子宫内膜异位症与生殖器结核的临床表现有较多相似之处。如不孕、低热、月经异常、下腹坠痛，盆腔形成压痛、固着的包块等。但子宫内膜异位症病人常有进行性痛经，在子宫直肠窝、子宫骶韧带或宫颈后壁常可触及 1～2 个或更多硬性小结节。如无上述两种临床表现，诊断有困难时可作腹腔镜检查即可明确诊断。

卵巢肿瘤。结核性包裹性积液，有时可误诊为卵巢囊种或卵巢囊腺瘤。通过病史，临床症状，及结核性附件包块表面不光滑，不活动，周围有纤维性粘连增厚等体征较易鉴别。

晚期卵巢癌病人常有恶病质、发热、血沉加快，除有附件块物外可在盆腔底部出现转移病灶，与盆腔结核合并输卵管卵巢结核性包块不易鉴别，临床常有将卵巢癌误认为结核，长期采用抗痨治疗，以致延误病情，危及病人生命；也有误将盆腔结核诊断为晚期卵巢癌而放弃治疗。可在 B 超引导下，作细针穿刺，找抗酸菌及癌细胞。如深不可及，当按情况作腹腔镜检查或剖腹探查，及早明确诊断，求得适当治疗，以挽救病人生命。

八、发病机理

结核杆菌是一类细长的杆菌，有分枝生长趋势，属分枝杆菌属，延长染色时间才能着色，一旦着色后可抵抗盐酸酒精的脱色作用，故又称抗酸性杆菌。本菌属种类颇多，对人类有致病力的一般为人型及牛型两种，前者首先感染肺部，后者则着先感染消化道，然后再分别经过各种途径传播到其他器官，包括生殖器官。近年来许多国家重视非典型分枝杆菌对人类的感染，其中有引起人类结核样病变的类结核杆菌。中国非典型分枝杆菌肺部感染的发病率约占分枝杆菌肺部感染的4.3%。

Mitchison(1980)根据结核菌的代谢生长特性，将在结核病灶中的结核菌群，分为4类：A群：生长活跃的结核菌，在早期活跃病灶中大量存在于细胞外；B群：随着病情进展，生长于酸性环境中的巨噬细胞内，量较少；C群：在中性干酪病灶中，繁殖缓慢或间歇繁殖，量少；D群：呈休眠状，完全不繁殖。上列4类结核菌对抗结核药物呈现不同反应，如D群，任何抗结核药物对之都不起作用，仅单靠机体免疫功能加以清除或细菌自身衰亡。

致病性结核杆菌需氧，但在缺氧情况下虽不能繁殖，仍能存活较长时间。营养要求较高，在良好条件下，生长缓慢，约18～24小时才能繁殖一代(一般细菌平均20分钟繁殖一代)，给培养带来较大困难，一般均需进行动物接种。但临床利用生长缓慢这一特点，提出间歇给药方案，可取得与连续给药同样效果。

结核菌常自发基因突变，因而有原发对某种抗结核药物耐药的结核菌株，同时原发耐两种药物的菌株极少。单一用药易使菌群中的敏感菌株淘汰而耐药菌株获繁殖优势，联用三种药物则几乎无耐药菌株存在。

九、治疗

生殖器结核诊断一经明确，不论病情轻重，均应给予积极治疗，尤其轻症病人，难以肯定其病灶是否已静止或治愈，为防止日后病人一旦免疫功能下降，病情有发展可能；即使无明显症状，亦应晓以利害，说服其接受治疗。

目前生殖器结核治疗，包括一般治疗，抗结核药物治疗及手术治疗。

支持疗法。加强营养，急性活动期有发热、盆腔肿块、血沉增高者，应多卧床休息。

抗痨疗法。链霉素1g每日肌注1次，2～3周后改为每周注射2g，持续半年到一年或更长(如出现耳鸣、眩晕，则停药)。同时口服异烟肼100mg、维生素$B_6$100mg，每日3次，连续服1年到2年，或用对氨水杨酸钠每日12g，分3～4次口服，服4～6个月。如患者不能耐受上述药物，可服用利福平和乙胺丁醇。利福平每日400～600mg，饭前一小时顿服，以便于吸收，半年为一疗程。乙胺丁醇口服每日15～25mg/kg，60天后减为15mg/kg，4～6个月为一疗程。

两种抗结核药物联合应用效果较好，如先用链霉素和异烟肼，治疗半年至一年，然后停链霉素，改为异烟肼和对氨基水杨酸钠合用4～6个月，然后单用异烟肼半年，总疗程为两年左右。病情重者,也可三种药联合应用;情况已稳定者,可口服异烟肼一年。

手术疗法。药物疗效不佳或盆腔肿块持续存在者,可手术切除附件及子宫,为提高疗效,术后应继续抗痨治疗半年以上。

中药。以扶正为原则,辩证诊治,配合抗痨治疗。

一般治疗:

生殖器官结核与其他器官结核一样,是一慢性消耗性疾病,机体免疫功能的强弱对控制疾病的发展,促进病灶愈合,防止药物治疗后的复发等起很重要作用,故急性期病人至少需卧床休息 3 个月。病变受到抑制后可以从事轻度活动,但也要注意休息,增加营养及富于维生素的食物,夜间要有充足睡眠,精神须愉快。特别对不孕妇女更要进行安慰鼓励,解除思想顾虑,以利于全身健康状况的恢复。

抗结核药物的治疗:

抗结核药物的出现,使结核病的治疗发生了大的变革和飞跃,其他治疗措施已大多废弃,以往需要手术的病例也为安全、简便、更有效的药物治疗所替代。但为了要达到理想疗效,必须贯彻合理化治疗的五项原则,即早期、联合、适量、足程和规则使用敏感药物。早期结核病变处于细菌繁殖阶段,病变愈早愈新鲜,血供愈佳,药物愈易渗入;治疗积极可防止延误而形成难治的慢性干酪化病灶。联合用药能杀死自然耐药菌或阻止繁殖、产生抗药性结核菌的机会大大下降,但由于药物治疗疗程长,病人往往不易坚持,出现过早停药或不规则服药等情况,导致治疗失败。为此临床医生更应注意规则及足程这两个原则,关注病人治疗情况,加强对病人的督导,避免中途停药或任意换药,治而不彻底,造成耐药、难治等恶果。

由于生殖器结核病人相对地说数量较少,难以进行很好地临床对照试验,因此采用的治疗方案均来自肺结核的治疗经验。

(1)抗结核药物的作用机理

抗结核药物的治疗目的是快速彻底杀灭病灶内大量活跃繁殖的结核菌群(A 菌群),以及消灭缓慢和间歇繁殖的 B、C 结核菌群,以减少复发。目前最常用的抗结核药物有 5 种。

①异烟肼(I,isoniazid):对结核杆菌有抑制和杀灭作用,是多种治疗方案中最常用的药物。其特点是疗效较好,用量较小,易于口服。每日 300mg 口服或肌注;如 1 周给药 2 次,每日剂量为 15mg/kg 体重。缺点是可并发周围神经炎,其前驱症状为蚁走感及脚灼热感,发病与维生素 B_6 缺乏(由于服用 I,导致维生素 B_6 排出量增加)有关,

故在治疗过程中宜加服维生素 $B_6$30mg/d。此外 I 有损害肝脏作用。在治疗过程中出现轻度肝功能异常(血清转氨酶升高)者可占 10% ~20%,但即使继续治疗血清 SGOT 水平仍可恢复正常。偶有进行性肝损害发生,>50 岁者可达 2% -3%,饮酒增加其危害性,但 <20 岁病人则很少发生。因此对服用常规剂量 I 的病人,须交待肝炎有关症状,嘱其发现立即报告医生。每月就诊时应注意查询,作肝功能生化检测。如 SGOT 活性升高超过正常值 5 倍则须立即停药,换其他抗结核药物替代。这样就可大大降低严重肝脏损害的发生率。发生药物过敏反应,如狼疮样综合征(抗核抗体常阳性),风湿症候群,粒细胞减少等少见,一旦发现,立即停药,代之以其他药物。

②利福平(R. rifampicin):是利福霉素的半合成衍生物,结核杆菌对之高度敏感,是对 A、B、C,3 种菌群均有杀菌作用的唯一药物。口服剂量:10mg/(kg · d)直至 600mg/d 或 1 周 2 次。一般毒性较低,最常见为胃肠道反应及一般过敏反应,如发热、头痛、筋骨痛(总称流感综合征)、皮疹等,偶可发生血小板减少,因此,应嘱付病人注意有无皮肤瘀斑、紫癜或血尿出现。

③链霉素(S):对细胞外结核菌(A 菌群)的杀菌作用大于对细胞内(B、C 菌群)菌群的作用。剂量 1g/d,如每周 2 次,则日剂量为 20 ~30mg/kg 体重,需要肌注对临床应用带来不便。主要副反应是听觉器官及前庭平衡器官的慢性损害,引起耳聋、耳鸣、眩晕及平衡障碍。为此约有 10% 用药病人需停药。在治疗过程中,病人就诊时,应注意询问有关听力及前庭功能情况,年龄 >50 岁的用药者须定期检查高频听觉。此外,还偶可发生肾毒性并发症。

④吡嗪酰胺(pyrazinamid,Z):为高效结核杆菌杀菌剂,但仅对细胞内菌群有杀灭作用。口服剂量 20 ~40mg/kg,直至日剂量 2g;每周两次治疗的日剂量为 50 ~70mg/kg,副反应很少发生,以高尿酸血症及肝毒性多见。

⑤乙胺丁醇(ethambutol:E):对细胞内外的结核杆菌有相仿的较强抑制作用,亦是目前临床常用的抗结核药,常用剂量 15 -25mg/(kg · d),或 50mg/kg,1 周 2 次。偶可发生视神经炎,但剂量 <25mg/kg,极少发生,停药后可恢复。因此用药期间应注意询问病人的视觉情况,对大剂量用药者,须定期检查视力和绿色视觉。

(2)抗结核药物与结核杆菌一些特性的关系

结核病灶中的结核菌群有 4 种类型已如上述,抗结核药物对各类菌群和细菌周围环境酸碱度的不同而有不同的杀菌及抑菌作用,如 I 对细胞外及生长于吞噬细胞中的活跃菌群(A、B 菌群)有杀菌作用,S 仅在碱性微环境中对细胞外菌群(A 菌群)能发挥最大效应,而 Z 则在酸性环境下对细胞内 B 菌群有效。因此随着病程的进展,上述抗结核药物的作用有较大差异。

结核病变早期,组织局部 pH 值呈微酸性(pH6.5～7),以 A 菌群为主,I 起主要杀菌作用,S 次之。随着病情进展,组织 pH 值下降,B、C 菌群增多,Z 和 R 起杀菌作用,而 I 仅有抑菌作用。经治疗炎症反应受抑制,pH 值回升,这时 R 为主要杀菌药物,S、I 也有些作用,Z 作用减弱。如炎症复发,pH 值下降,又恢复到 B 菌群为主的状态,联用 I、Z 治疗优于 I 单用。一些治疗方案中药物的选用,和用药时间长短,都根据上述规律设计制定。

(3)常用的治疗方案

往年鉴于抗结核药物对蛰伏的结核杆菌只有抑制作用,治疗应该持续到宿主机体免疫力足以控制残留感染为止,又把利福平(R)、乙胺丁醇(E)等较强作用的抗结核药物排斥在标准疗程之外,列入二线药物,只在标准疗程效果不佳或已产生耐药性时才考虑应用。为达到上述要求,一般须坚持治疗(8 个月),这样长时间的治疗用药,故称长程疗法,病人往往不易坚持,导致治疗失败。

近 10 余年来通过动物实验及大量治疗肺结核的临床经验,治疗包含 I、R、E 或 Z,短至 9 个月,甚至 6 个月,所得效果可与长程疗法相媲美,治愈率高,复发少,为目前普遍采用。短程疗法的唯一缺点是肝脏毒性较大,万一治疗失败,R 不能作为后备药物而加以利用。

此外,为保证病人能按时服药,提倡晨间空腹一次给药,病人容易接受,并使血内集中有较高的药物浓度。药物浓度高峰的杀菌作用要比经常低血浓度的效果更好;在疗程的巩固阶段改用间歇给药,效果与连续给药类同。

抗结核药物治疗方案目前常用符号代表,如 2IRSZ/4I3R3E3,表示前 2 个月为强化阶段,联合应用异菸肼(I)、利福平(R)、链霉素(S)及吡嗪酰胺(Z);后 4 个月为巩固阶段,异菸肼、利福平及乙胺丁醇(E)、每周 3 次给药。

①长程疗法:以往的标准治疗方案:包括 S(日剂量 0.75～1g、肌注),I(日剂量 300mg),对氨基水杨酸(PAS)(日剂量 9～12g,分 2～3 次服用),共2～3 个月;然后 I、PAS、10～15 个月,总疗程为 12～18 个月,这一方案现已基本废弃。IRS(S 日剂量 0.75g 肌注,如间歇给药,每周 2～3 次,每次 1g;R 日剂量 600mg 晨间空腹顿服;I 常规剂量),2～3 个月,然后 I、R,总疗程 12 个月。IRE(日剂量:I300mg、R600mg、E750mg),2～3 个月,然后 I、E,总疗程 12 个月。

②短程疗法:I(日剂量 300mg)、R(日剂量 600mg)、加用 S(日剂量 1g、肌注)或 Z(日剂量 1g),共 2 个月;继服 I、R,4 个月;如考虑有对 I 耐药可能时,一开始即改用 E

（日剂量0.75～1g），严格按要求进行治疗，是防止发生抗药菌株的重要措施。

普遍认为R、I联用比任何其他治疗方案都更有效，停药后复发率比经过同样时间的其他任何药物治疗都低，但持续联合应用这两种药18个月，就无任何优点，且肝毒性最大。如因副反应不能继续应用R时，则改为ISE三药合用，2个月后停用S，其他两药继续服用16个月。

（4）皮质甾体激素的应用

有些人提出应用皮质激素作为治疗的辅助用药，以改善病变所发生的炎性反应。假如化疗适当，对疾病发展无不利影响。其适应征为各种结核性浆膜炎，如生殖器结核并发结核性腹膜炎，盆腔结核且中毒症状较重病例。在有效抗结核药物联合治疗基础上加服强的松（日剂量30－40mg），1～2周后渐渐递减，疗程4～8周。高度虚弱和全身症状严重病人，较小剂量强的松（日剂量30mg）常能使症状及时改善和退热。

（5）氟嗪酸的应用

氟嗪酸（ofloxaxin）属喹诺酮类抗菌药。这类药物是全新的、全人工合成的抗菌药物，抗菌谱广、抗菌作用强大，口服吸收较好，毒副反应较少，胃肠道不适<1%；个别病人可能有头痛、失眠等中枢神经系统反应。长期服用病人可以耐受，且无明显肝功损害。据Yew（1990）报道，氟嗪酸与二线抗结核药联合应用，按日剂量800mg服用8～12个月，能很快溶菌，获满意疗效。目前已有人用于对R或E耐药的肺结核病人，氟嗪酸（300～600mg，每日分一二次空腹服）与其他2种未曾用过的抗结核药物（PAC、卡那霉素、Z等，按常规剂量和方法）联合应用，取得良好效果，值得借鉴。

手术治疗：

生殖器结核以抗结核药物治疗为首选，一般不作手术治疗。只有在以下情况方考虑手术治疗：①药物治疗6个月，盆腔包块持续存在；②多种药物耐药；③症状（盆腔疼痛或子宫异常出血）持续或复发；④药物治疗后病变复发；⑤瘘管未能愈合；⑥怀疑同时有生殖道肿瘤存在等，。

为避免手术时感染扩散，减少盆腔器官广泛粘连、充血而导致手术操作困难，也有利于腹壁切口的愈合，术前应作抗结核治疗一二个月。

手术并发症目前虽已很少，但在术时仍应高度警惕。凡炎块粘连严重，分离时损伤邻近脏器，可能发生瘘管，故在分离粘连时应避免用力作钝性剥离。一经在器官间作出分离线后，即作镜性剥离，每次宜少剪，循序渐进。陈旧肠管彼此间粘连不必予以分离。愈着性粘连宁可残留小部分宫壁或输卵管附着于肠管或膀胱，比强行切除全部更为安全。如遇盆腔器官粘连严重、广泛，应查明圆韧带，首先游离子宫底，便于确定手术方向，进行剥离。

如有盆腔结核所形成的瘘管，手术前应作泌尿系及全消化道 X 线检查，以了解瘘管的全部情况后，才可进行手术。术前数日开始服新霉素进行肠道准备。

手术已将子宫及双侧附件完整切除，腹腔内病灶全部除净，无并存其他器官结核，则术后再作一二个月抗痨治疗即可，避免复发。

复诊：

抗结核药物治疗后，需要有一个密切随访阶段，经过联合、适量、规律及全程治疗后，复发或播散至其他器官者极为罕见，疗程末尾近结束时，宜重复检查一次胸 X 线透视，尿结核菌培养及诊刮。在二三年内每 6～12 个月重复检查一次。

第六节 性传播疾病

性传播疾病（STD）是指以性行为为主要传播途径的一类传染病，通称性病。经典性病（VD）仅包括梅毒、淋病、软下疳、性病性肉芽肿 4 种。目前，国内外认为凡通过性行为传播的疾病，均称性病。其数量明显增多，包括：梅毒、淋病、非淋菌性尿道炎、软下疳、性病性淋巴肉芽肿、腹股沟肉芽肿、生殖器疱疹、尖锐湿疣、生殖器念珠菌病、传染性软疣、滴虫性阴道炎、疥疮、阴虱病、嗜血杆菌阴道炎、巨细胞病毒感染等。最近证实乙型肝炎和艾滋病病人的血液、精液或唾液中也有病毒，也能通过性行为传播，因而也被列入性传播疾病。

一、淋病

淋病是淋病奈瑟菌（简称淋球菌）引起的以泌尿生殖系统化脓性感染为主要表现的性传播疾病。其发病率居我国性传播疾病第二位。淋球菌为革兰阴性双球菌，离开人体不易生存，一般消毒剂容易将其杀灭。淋病多发生于性活跃的青年男女。

近年来世界淋病有明显增加的趋势。我国自 1975 年以后，淋病又死灰复然，病人逐年呈直线增多，是性病主要发病病种。近几年随着梅毒病例的大幅上升，淋病病例呈逐年下降的趋势。但淋病仍为我国常见的性传播疾病，也是《中华人民共和国传染病防治法》中规定的需重点防治的乙类传染病。

（一）病因

淋病的病原体即淋病奈瑟菌，1879 年由 Neisseria 首次分离出。属奈瑟球菌科，奈瑟球菌属。淋淋球菌呈肾形,两个凹面相对,大小一致,长约 0.7 微米,宽 0.5 微米。它是嗜二氧化碳的需氧菌,革兰染色阴性,最适宜在潮湿、温度为 35℃、含 5% 二氧化碳的环境中生长。常存在多形核白细胞内,椭圆或球形,常成双排列,无鞭毛、无荚膜、不形成芽胞,对外界理化条件的抵抗力差,最怕干燥,在干燥环境中 1 - 2 小时即可死亡。在高温或低温条件下都易致死。对各种化学消毒剂的抵抗力也很弱。

(二)临床表现

1. 无合并症的淋病

(1)男性淋病

男性急性淋病 潜伏期一般为 2 ~ 10 天,平均 3 ~ 5 天。开始尿道口灼痒、红肿及外翻。排尿时灼痛,伴尿频,尿道口有少量黏液性分泌物。3 ~ 4 天后,尿道黏膜上皮发生多数局灶性坏死,产生大量脓性分泌物,排尿时刺痛,龟头及包皮红肿显著。尿道中可见淋丝或血液,晨起时尿道口可结脓痂。伴轻重不等的全身症状。男性慢性淋病一般多无明显症状,当机体抵抗力减低,如过度疲劳、饮酒、性交时,即可出现尿道炎症状。

(2)女性淋病

女性急性淋病感染后开始症状轻微或无症状,一般经 3 ~ 5 天的潜伏期后,相继出现尿道炎、宫颈炎、尿道旁腺炎、前庭大腺炎及直肠炎等,其中以宫颈炎最常见。70% 的女性淋病患者存在尿道感染。淋菌性宫颈炎常见,多与尿道炎同时出现。急性淋病如未充分治疗可转为慢性。表现为下腹坠胀、腰酸背痛、白带较多等。妊娠合并淋病多无临床症状。患淋病的孕妇分娩时,可经过产道而感染胎儿,特别是胎位呈臀先露时尤易被感染,可发生胎膜早破、羊膜腔感染、早产、产后败血症和子宫内膜炎等。幼女淋菌性外阴阴道炎 外阴、会阴和肛周红肿,阴道脓性分泌物较多,可引起尿痛、局部刺激症状和溃烂。

2. 有合并症的淋病

(1)男性淋病的合并症

①前列腺炎和精囊炎:如精囊受累,精液中可混有血液。并发前列腺炎时,会阴部疼痛,直肠指诊前列腺肿大、疼痛,精囊腺肿大。

②附睾炎与尿道球腺炎:附睾疼痛、肿大及触痛。并发尿道球腺炎时,会阴部可触及肿大腺体,患者感不适或钝痛。并发急性附睾炎时,阴囊红肿、疼痛,附睾肿痛,精索增粗。

③淋菌性包皮龟头炎:脓性分泌物的刺激可引起龟头和包皮炎症。腺性尿道炎、

潴留囊肿、淋巴管炎、淋巴结炎及包皮腺脓肿 前尿道的隐窝及腺体可受侵犯，称为腺性尿道炎。这些腺体如被堵塞，可形成潴留囊肿，囊肿破裂后可形成尿道周围囊肿。尿道旁腺或尿道周围炎症可向阴茎海绵体扩延，常并发淋巴管炎、单侧或双侧腹股沟淋巴结炎。阴茎系带两侧的包皮腺也可被累及而形成脓肿。

(2)女性淋病的合并症

①淋菌性前庭大腺炎：前庭大腺开口处红肿、向外突出，有明显压痛及脓性分泌物，严重者腺管口被脓性分泌物堵塞而不能排泄，形成前庭大腺脓肿，有明显疼痛，行动时感困难，可伴发热、全身不适等症状。

②淋菌性尿道旁腺炎：挤压尿道旁腺处有脓性分泌物从尿道外口流出。

③淋菌性肛周炎：阴道分泌物较多时可引流至肛周和会阴引起炎症。

④淋菌性盆腔炎性疾病包括急性输卵管炎、子宫内膜炎、继发性输卵管卵巢脓肿、盆腔腹膜炎和盆腔脓肿等。少数淋菌性子宫内膜炎可上行感染，发生淋菌性盆腔炎、输卵管炎、卵巢炎、附件炎及宫体炎。可引起输卵管阻塞、积水及不孕。如与卵巢粘连，可导致输卵管卵巢脓肿，一旦脓肿破裂可引起化脓性腹膜炎。多数盆腔炎发生于月经后，主要见于年轻育龄妇女。典型症状为双侧下腹剧痛，一侧较重，发热、全身不适，发热前可有寒战，常伴食欲不振、恶心和呕吐。患者多有月经延长或不规则阴道出血，脓性白带增多等。

3. 泌尿生殖器外的淋病

淋菌性结膜炎：此病少见，可发生于新生儿和成人，结膜充血、水肿，有脓性分泌物，严重者可致角膜溃疡和失明。

淋菌性咽炎：多无症状，有症状者可表现为咽喉部红肿、脓性分泌物。

淋菌性直肠炎：多为肛门瘙痒和烧灼感，排便疼痛，排出黏液和脓性分泌物，直肠充血、水肿、脓性分泌物、糜烂、小溃疡及裂隙

4. 播散性淋病

即播散性淋球菌感染，罕见。出现低中度发热，体温多在39℃以下，可伴乏力、食欲下降等其他症状。可出现心血管、神经系统受累的表现。

(三)诊断

1. 接触史

患者有婚外性行为或嫖娼史，配偶有感染史，与淋病患者(尤其家中淋病患者)共用物品史，新生儿母亲有淋病史。

2. 临床表现

淋病的主要症状有尿频尿急、尿痛、尿道口流脓或宫颈口阴道口有脓性分泌物等。或有淋菌性结膜炎、直肠炎、咽炎等表现，或有播散性淋病症状。

3. 实验室检查

男性急性淋菌性尿道炎涂片检查有诊断意义，但对于女性应进行淋球菌培养。有条件的地方可采用基因诊断（聚合酶链反应）方法确诊。

（四）鉴别诊断

淋菌性尿道炎应与沙眼衣原体性尿道炎相鉴别。女性淋菌性宫颈炎应与沙眼衣原体性宫颈炎鉴别。由于淋菌性宫颈炎可出现阴道分泌物异常等症状，因此还应该与阴道滴虫病、外阴阴道念珠菌病和细菌性阴道病鉴别。

（五）并发症

1. 男性淋病并发症

淋病性龟头包皮炎。由淋病的脓性分泌物刺激龟头及包皮内叶所致。开始局部烧灼、瘙痒感、微痛、包皮水肿、糜烂。龟头潮红及轻度糜烂，重症者包皮显著水肿，不能上翻，龟头红肿，可继发炎性包茎。

淋病性尿道狭窄。淋病如长期不愈，经过数月或数年后，可引起尿道狭窄，最初病人毫无感觉，逐渐排尿不畅，尿意频数，尿丝细弱无力，不能直射，至排不出或仅滴出。

淋病性前列腺炎。分为急性与慢性两种。急性前列腺炎，发病较急，尿意频数、尿痛，尤其排尿后加剧疼痛，会阴部及肛门附近有钝痛，大便时疼痛。肛诊前列腺肿胀，表面不平，压之疼痛，尿道常有脓性分泌物流出。慢性前列腺炎，急性前列腺炎未彻底治疗，易转为慢性前列腺炎。表现为会阴部有坠感、压痛、尿意频数，常有腰痛。肛诊前列腺肥大，多处有硬结，触之有压痛，按摩时可有异常分泌物，检查白细胞计数增加。

淋病性附睾炎。系淋菌经过射精管侵入附睾所致。表现为附睾肿胀，触及表面有坚硬结节，常有放射状疼痛，伴有发热、全身不适。

淋病性精囊炎，淋菌经射精管、输精管或淋巴道侵入。会阴部坠胀感，排尿排便时加剧，疼痛向输精管及睾丸放射，尿液澄清。

2. 女性淋病并发症

女性淋病特别是子宫颈有淋球菌感染时，可合并上生殖系统的感染，造成较为严重的后果，如淋菌性盆腔炎，包括子官内膜炎、输卵管炎、输卵管卵巢囊肿、盆腔脓肿、腹膜炎等。

子宫内膜炎。病人有白带增多、下腹痛、子宫体肿大疼痛，急性者体温升高。

输卵管炎。病人有发热、畏寒、全身不适、呕吐、下腹部和腰部有阵痛，可放射到会阴部。白带多而带脓血，触诊时下腹两侧有触痛，可摸到有压痛的小肿块，子宫也有压痛。若治疗不及时、不彻底成为慢性输卵管炎，可引起异位妊娠（宫外孕），输卵管因发炎后可致粘连，积水或积脓，可导致不孕。

（六）治疗

1. 治疗原则

尽早确诊，及时治疗。首先，患病后应尽早确立诊断，在确诊前不应随意治疗。其次，确诊后应立即治疗。

明确临床类型。判断是否有合并症。明确临床分型对正确地指导治疗极其重要。

明确有无耐药。明确是否耐青霉素，耐四环素等，有助于正确地指导治疗。

明确是否合并衣原体或支原体感染。若合并衣原体或支原体感染时，应拟订联合药物治疗方案。

正确、足量、规则、全面治疗。应选择对淋球菌最敏感的药物进行治疗。药量要充足，疗程要正规，用药方法要正确。

严格考核疗效并追踪观察。应当严格掌握治愈标准，坚持疗效考核。只有达到治愈标准后，才能判断为痊愈，以防复发。治愈者应坚持定期复查。

同时检查、治疗其性伴侣。患者夫妻或性伴侣双方应同时接受检查和治疗。

2. 一般注意事项

未治愈前禁止性行为。注意休息，有合并症者须维持水、电解质、碳水化合物的平衡。注意阴部局部卫生。

3. 全身疗法

对于无并发症淋病，如淋菌性尿道炎、宫颈炎、直肠炎，给予头孢曲松，肌注，单次给药；或大观霉素肌注，单次给药；或头孢噻肟肌注，单次给药。次选方案为其他第三代头孢菌素类，如已证明其疗效较好，亦可选作替代药物。如果沙眼衣原体感染不能排除，加上抗沙眼衣原体感染药物。

对于有并发症淋病，如淋菌性附睾炎、精囊炎、前列腺炎，则采用头孢曲松，肌注，每天 1 次，共 10 天；或大观霉素，肌注，每天 1 次，共 10 天；或头孢噻肟，肌注，每天 1 次，共 10 天。

（七）预后

无并发症淋病患者经推荐方案规则治疗后，一般不需复诊作判愈试验。治疗后症状持续者应进行淋球菌培养，如分离到淋球菌，应做药物敏感性试验，以选择有效药物治疗。经推荐方案治疗后再发病者，通常是由再感染引起，提示要加强对患者的教育和性伴的诊治。持续性尿道炎、宫颈炎或直肠炎也可由沙眼衣原体及其他微生物引起，应进行针对性检查，以作出判断，并加以治疗。部分淋菌性尿道炎经规则治疗后，仍有尿道不适者，查不到淋球菌和其他微生物，可能是尿道感染受损后未完全修复之故。

淋菌性眼炎患儿应住院治疗，并检查有无播散性感染。淋菌性附睾炎经治疗后，若3天内症状无明显改善，则应重新评价诊断与治疗。按推荐方案治疗后，若睾丸肿胀与触痛仍持续，则应作全面检查，以排除其他疾病。淋菌性脑膜炎、心内膜炎如出现并发症，应请有关专科会诊。

治疗结束后2周内，在无性接触史情况下符合如下标准为治愈：①症状和体征全部消失；②在治疗结束后4～7天内从患病部位取材，作淋球菌复查阴性。

二、梅毒

梅毒是由苍白（梅毒）螺旋体引起的慢性、系统性性传播疾病。主要通过性途径传播，临床上可表现为一期梅毒、二期梅毒、三期梅毒、潜伏梅毒和先天梅毒（胎传梅毒）等。是《中华人民共和国传染病防治法》中，列为乙类防治管理的病种。

（一）流行病学

梅毒在全世界流行，据WHO估计，全球每年约有1200万新发病例，主要集中在南亚、东南亚和次撒哈拉非洲。近年来梅毒在我国增长迅速，已成为报告病例数最多的性病。所报告的梅毒中，潜伏梅毒占多数，一、二期梅毒也较为常见，先天梅毒报告病例数也在增加。

梅毒患者的皮肤、黏膜中含梅毒螺旋体，未患病者在与梅毒患者的性接触中，皮肤或黏膜若有细微破损则可得病。极少数可通过输血或途径传染。获得性梅毒（后天）早期梅毒病人是传染源，95%以上是通过危险的或无保护的性行为传染，少数通过接亲吻、输血、污染的衣物等传染。胎传梅毒由患梅毒的孕妇传染，如果一、二期和早期潜伏梅毒的孕妇，传染给胎儿的几率相当高。

1. 传染源

梅毒是人类独有的疾病，显性和隐性梅毒患者是传染源，感染梅毒的人的皮损及其分泌物、血液中含有梅毒螺旋体。感染后的头2年最具传染性，而在4年后性传播的传染性大为下降。梅毒螺旋体可通过胎盘传给胎儿，早期梅毒的孕妇传染给胎儿的危险性很大。

2. 传播途径

性接触是梅毒的主要传播途径，占 95% 以上。感染梅毒的早期传染性最强。随着病期的延长传染性越来越小，一般认为感染后 4 年以上性接触的传染性十分微弱。

患有梅毒的孕妇可通过胎盘传染给胎儿，引起胎儿宫内感染，可导致流产、早产、死胎或分娩胎传梅毒儿。一般认为孕妇梅毒病期越早，对胎儿感染的机会越大。孕妇即使患有无症状的隐性梅毒还具有传染性。

（二）临床表现

1. 获得性显性梅毒

（1）一期梅毒

标志性临床特征是硬下疳。好发部位为阴茎、龟头、冠状沟、包皮、尿道口；大小阴唇、阴蒂、宫颈；肛门、肛管等。也可见于唇、舌、乳房等处。硬下疳特点为感染 TP 后 7 ~ 60 天出现，大多数病人硬下疳为单发、无痛无痒、圆形或椭圆形、边界清晰的溃疡，高出皮面，疮面较清洁，有继发感染者分泌物多。触之有软骨样硬度。持续时间为4 ~ 6 周，可自愈。硬下疳可以和二期梅毒并存，须与软下疳、生殖器疱疹、固定性药疹等的生殖器溃疡性疾病相鉴别。近卫淋巴结肿大，出现硬下疳后 1 ~ 2 周，部分病人出现腹股沟或近卫淋巴结肿大，可单个也可多个，肿大的淋巴结大小不等、质硬、不粘连、不破溃、无痛。

（2）二期梅毒

以二期梅毒疹为特征，有全身症状，一般在硬下疳消退后相隔一段无症状期再发生。TP 随血液循环播散，引发多部位损害和多样病灶。侵犯皮肤、黏膜、骨骼、内脏、心血管、神经系统。梅毒进入二期时，梅毒血清学试验几乎 100% 阳性。全身症状发生在皮疹出现前，发热、头痛、骨关节酸痛、肝脾肿大、淋巴结肿大。男性发生率约 25%；女性约 50%。3 ~ 5 日好转。接着出现梅毒疹，并有反复发生的特点。皮肤梅毒疹 80%% ~95% 的病人发生。特点为疹型多样和反复发生、广泛而对称、不痛不痒、愈后多不留瘢痕、驱梅治疗迅速消退。主要疹型有斑疹样、丘疹样、脓疱性梅毒疹及扁平湿疣、掌跖梅毒疹等。复发性梅毒疹初期的梅毒疹自行消退后，约 20% 的二期梅毒病人于一年内复发，以环状丘疹最为多见。黏膜损害约 50% 的病人出现黏膜损害。发生在唇、口腔、扁桃体及咽喉，为黏膜斑或黏膜炎，有渗出物，或发生灰白膜，黏膜红肿。梅毒性脱发约占病人的 10%。多为稀疏性，边界不清，如虫蚀样；少数为弥漫样。骨关节损害骨膜炎、骨炎、骨髓炎及关节炎。伴疼痛。二期眼梅毒梅毒性虹膜炎、虹膜睫状体炎、脉络膜炎、视网膜炎等。常为双侧。二期神经梅毒多无明显症状,脑脊液异常,脑脊液 RPR 阳性。可有脑膜炎或脑膜血管症状。全身浅表淋巴结肿大

(3)三期梅毒

1/3 的未经治疗的显性 TP 感染发生三期梅毒。其中,15% 为良性晚期梅毒,15% ~20% 为严重的晚期梅毒。皮肤黏膜损害结节性梅毒疹好发于头皮、肩胛、背部及四肢的伸侧。树胶样肿常发生在小腿部,为深溃疡形成,萎缩样瘢痕;发生在上额部时,组织坏死,穿孔;发生于鼻中膈者则骨质破坏,形成马鞍鼻;舌部者为穿凿性溃疡;阴道损害为出现溃疡,可形成膀胱阴道漏或直肠阴道漏等。近关节结节是梅毒性纤维瘤缓慢生长的皮下纤维结节,对称性、大小不等、质硬、不活动、不破溃、表皮正常、无炎症、无痛、可自消。心血管梅毒主要侵犯主动脉弓部位,可发生主动脉瓣闭锁不全,引起梅毒性心脏病。神经梅毒发生率约 10%,可在感染早期或数年、十数年后发生。可无症状,也可发生梅毒性脑膜炎、脑血管梅毒、脑膜树胶样肿、麻痹性痴呆。脑膜树胶样肿为累及一侧大脑半球皮质下的病变,发生颅内压增高、头痛及脑局部压迫症状。实质性神经梅毒系脑或脊髓的实质性病损,前者形成麻痹性痴呆,后者表现为脊髓后根及后索的退行性变,有感觉异常、共济失调等多种病征,即脊髓痨。

2. 获得性隐性梅毒

后天感染 TP 后未形成显性梅毒而呈无症状表现,或显性梅毒经一定的活动期后症状暂时消退,梅毒血清试验阳性、脑脊液检查正常,称为隐性(潜伏)梅毒。感染后 2 年内的称为早期潜伏梅毒;感染后 2 年以上的称为晚期潜伏梅毒。

3. 妊娠梅毒

妊娠梅毒是孕期发生的显性或隐性梅毒。妊娠梅毒时,TP 可通过胎盘或脐静脉传给胎儿,形成以后所生婴儿的先天梅毒。孕妇因发生小动脉炎导致胎盘组织坏死,造成流产、早产、死胎,只有少数孕妇可生健康儿。

4. 先天性显性梅毒

(1)早期先天梅毒

患儿出生时即瘦小,出生后 3 周出现症状,全身淋巴结肿大,无粘连、无痛、质硬。多有梅毒性鼻炎。出生后约 6 周出现皮肤损害,呈水疱 - 大疱型皮损(梅毒性天疱疮)或斑丘疹、丘疹鳞屑性损害。可发生骨软骨炎、骨膜炎。多有肝、脾肿大。血小板减少和贫血。可发生神经梅毒。不发生硬下疳。

(2)晚期先天梅毒

发生在 2 岁以后。一类是早期病变所致的骨、齿、眼、神经及皮肤的永久性损害,

如马鞍鼻、郝秦森齿等，无活动性。另一类是仍具活动性损害所致的临床表现，如角膜炎、神经性耳聋、神经系统表现异常、脑脊液变化、肝脾肿大、鼻或颚树胶肿、关节积水、骨膜炎、指炎及皮肤黏膜损害等。

5. 先天潜伏梅毒

生于患梅毒的母亲，未经治疗，无临床表现，但梅毒血清反应阳性，年龄小于2岁者为早期先天潜伏梅毒，大于2岁者为晚期先天潜伏梅毒。

（三）诊断

1. 流行病学病史

有不安全的性接触史；孕产妇梅毒感染史；输注血液史。

2. 临床表现

有各期梅毒相应的临床表现。如为潜伏梅毒则无明显临床表现。

3. 实验室检查

暗视野显微镜检查：取患者的可疑皮损（如硬下疳、扁平湿疣、湿丘疹等），在暗视野显微镜下检查，见到可运动的梅毒螺旋体，可作为梅毒的确诊依据。

梅毒血清学试验：梅毒血清学试验方法很多，所用抗原有非螺旋体抗原（心磷脂抗原）和梅毒螺旋体特异性抗原两类。前者有快速血浆反应素环状卡片试验（RPR）、甲苯胺红不加热血清学试验（TRUST）等，可做定量试验，用于判断疗效、判断病情活动程度。后者有梅毒螺旋体颗粒凝集试验（TPPA）、梅毒螺旋体酶联免疫吸附试验（TP－ELISA）等，特异性强，用于TP感染的确证。

梅毒螺旋体IgM抗体检测：感染梅毒后，首先出现IgM抗体，随着疾病发展，IgG抗体随后才出现并慢慢上升。经有效治疗后IgM抗体消失，IgG抗体则持续存在。TP－IgM抗体不能通过胎盘，如果婴儿TP－IgM阳性则表示婴儿已被感染，因此，TP－IgM抗体检测对诊断婴儿的胎传梅毒意义很大。

脑脊液检查：梅毒患者出现神经症状者，或者经过驱梅治疗无效者，应作脑脊液检查。这一检查对神经梅毒的诊断、治疗及预后的判断均有帮助。检查项目应包括：细胞计数、总蛋白测定、RPR及TPPA试验等。

（四）鉴别诊断

一期梅毒硬下疳应与软下疳、固定性药疹、生殖器疱疹等鉴别。

一期梅毒近卫淋巴结肿大应与软下疳、性病性淋巴肉芽肿引起的淋巴结肿大相鉴别。

二期梅毒的皮疹应与玫瑰糠疹、多形红斑、花斑癣、银屑病、体癣等鉴别。扁平湿疣应与尖锐湿疣相鉴别。

（五）并发症

梅毒孕妇可传染胎儿，引起死产、流产、早产，导致婴儿的先天梅毒等，严重危害妇女儿童的健康。

梅毒螺旋体侵犯中枢神经系统，可引发脑膜血管病变、脊髓痨、麻痹性痴呆。侵犯心血管系统，可导致主动脉炎、主动脉瓣闭锁不全、主动脉瘤等。严重者可致死。

梅毒螺旋体损害骨骼、眼、呼吸道、消化道等系统，引起组织和器官破坏，功能丧失，严重者导致残疾或其他不良后果。梅毒的流行严重影响社会风气。因患病导致劳动力丧失，社会负担加重。梅毒还可影响家庭的稳定。

（六）治疗

1. 治疗原则

强调早诊断，早治疗，疗程规则，剂量足够。疗后定期进行临床和实验室随访。性伙伴要同查同治。早期梅毒经彻底治疗可临床痊愈，消除传染性。晚期梅毒治疗可消除组织内炎症，但已破坏的组织难以修复。

青霉素，如水剂青霉素、普鲁卡因青霉素、苄星青霉素等为不同分期梅毒的首选药物。对青霉素过敏者可选四环素、红霉素等。部分病人青霉素治疗之初可能发生吉海反应，可由小剂量开始或使用其他药物加以防止。梅毒治疗后第一年内应每 3 月复查血清一次，以后每 6 个月一次，共 3 年。神经梅毒和心血管梅毒应随访终身。

2. 早期梅毒（包括一期、二期梅毒及早期潜伏梅毒）

青霉素疗法：苄星青霉素 G（长效西林），分两侧臀部肌注，每周 1 次，共 2 ~ 3 次。普鲁卡因青霉素 G，肌注，连续 10 ~ 15 天，总量 800 万 ~ 1200 万 u。

对青霉素过敏者：盐酸四环素，口服，连服 15 天。强力霉素，连服 15 天。

3. 晚期梅毒（包括三期皮肤、黏膜、骨骼梅毒、晚期潜伏梅毒）及二期复发梅毒

青霉素：苄星青霉素 G，1 次/周，肌注，共 3 次。普鲁卡因青霉素 G，肌注，连续 20 天。可间隔 2 周后重复治疗 1 次。

对青霉素过敏者：盐酸四环素，口服，连服 30 天。强力霉素，连服 30 天。

4. 神经梅毒

应住院治疗，为避免治疗中产生吉海氏反应，在注射青霉素前一天口服强的松，1 次/日，连续 3 天。

水剂青霉素 G:静脉点滴,连续 14 天。

普鲁卡因青霉素 G:肌肉注射,同时口服丙磺舒,共 10 - 14 天。

上述治疗后,再接用苄星青霉素 G,1 次/周,肌注,连续 3 周。

5. 妊娠期梅毒

按相应病期的梅毒治疗方案给予治疗,在妊娠最初 3 个月内,应用一疗程;妊娠末 3 个月应用一疗程。对青霉素过敏者,用红霉素治疗,早期梅毒连服 15 天,二期复发及晚期梅毒连服 30 天。其所生婴儿应用青霉素补治。

6. 胎传梅毒(先天梅毒)

早期先天梅毒(2 岁以内)脑脊液异常者:水剂青霉素 G 或普鲁卡因青霉素 G 治疗,具体剂量遵医嘱。脑脊液正常者:苄星青霉素 G,一次注射(分两侧臀肌)。如无条件检查脑脊液者,可按脑脊液异常者治疗。

7. 孕妇的梅毒治疗

有梅毒病史的已婚妇女在孕前一定进行全面梅毒检查。有过不洁性生活或者曾感染过梅毒的女性在打算怀孕前,最好去正规医院做全面梅毒检测。对于那些梅毒治疗完成、梅毒症状不明显的已婚女性也要在确定梅毒治愈后,才能怀孕。

妊娠期的梅毒检查和治疗:在妊娠初 3 个月及末均应作梅毒血清学检查。如发现感染梅毒应正规治疗,以减少发生胎传梅毒的机会。

8. 梅毒治疗中的吉海反应

毒治疗首次用药后数小时内,可能出现发热、头痛、关节痛、恶心、呕吐、梅毒疹加剧等情况,属吉海反应,症状多会在 24 小时内缓解。为了预防发生吉海反应,青霉素可由小剂量开始逐渐增加到正常量,对神经梅毒及心血管梅毒可以在治疗前给予一个短疗程泼尼松,分次给药,抗梅治疗后 2 ~4 天逐渐停用。皮质类固醇可减轻吉海反应的发热,但对局部炎症反应的作用则不确定。

9. 饮食注意事项

患梅毒后的饮食调养与其他感染性疾病一样,均要吃新鲜富含维生素的蔬菜、水果,少吃油腻的饮食,忌食辛辣刺激食物,戒烟、酒,适当多饮水,有利于体内毒素的排除。

(七)预后

梅毒经过治疗后,如何判断是否痊愈,现在通常是用梅毒血清学的检测来加以判断,目前各大医院比较常用的是 RPR(快速血浆反应素环状卡片试验)和 TPPA(梅毒螺旋体颗粒凝集试验)。RPR 是非特异性梅毒血清学试验,常用于疗效的判断。TPPA

检测血清中特异性梅毒螺旋体抗体,有较高的敏感性和特异性。本法检测一旦阳性,无论治疗与否或疾病是否活动,通常终身保持阳性不变,其滴度变化与梅毒是否活动无关,故不能作为评价疗效或判定复发与再感染的指标,只能够作为梅毒的确认试验。

凡确诊为梅毒者,治疗前最好做 RPR 定量试验。两次定量试验滴度变化相差 2 个稀释度以上时,才可判定滴度下降。梅毒患者在经过正规治疗以后,每三个月复查一次 RPR,半年后每半年复查一次 RPR,随访 2 ~3 年,观察比较当前与前几次的 RPR 滴度变化的情况。在治疗后 3 ~6 个月,滴度有 4 倍以上的下降,说明治疗有效。滴度可持续下降乃至转为阴性。如果连续三次到四次检测的结果都是阴性,则可以认为该患者的梅毒已临床治愈。

梅毒患者在抗梅治疗后,其血清反应一般有 3 种变化的可能:①血清阴转。②血清滴度降低不阴转,或血清抵抗。③转阴后又变为阳性,或持续下降过程中又有上升,表明有复发或再感染。

各期梅毒接受不同药物的治疗,血清反应阴转率可有差别。一、二期梅毒接受任何抗梅药物治疗,血清阴转率皆高,通常在 1 ~2 年内可达 70% ~95% 不等。当一期梅毒正规抗梅治疗后 12 个月,二期梅毒 24 个月后,血清反应仍然维持阳性,在临床上称之为血清抵抗或血清固定,发生原因可能与体内仍有潜在的活动性病变、患者免疫力下降、抗梅治疗剂量不足或有耐药等因素有关,也有查不到原因。对这类患者,应该做包括脑脊液检查、艾滋病检查在内的全面体检,以发现可能存在的原因并给予相应的处理。如果没有特殊异常发现,可以定期随访观察,不要盲目给予抗生素过度治疗。

三、尖锐湿疣

尖锐湿疣是由人乳头瘤病毒(HPV)感染所致的以肛门生殖器部位增生性损害为主要表现的性传播疾病。大多发生于 18 ~50 岁的中青年人。大约经过半个月至 8 个月,平均为 3 个月的潜伏期后发病。此病较为常见,主要通过性接触传播。

(一)病因和传播

HPV 有不同的亚型。最常引起尖锐湿疣的 HPV 有 6、11 等。HPV 在人体温暖潮湿的条件下易生存繁殖,故外生殖器和肛周是最容易发生感染的部位。传播方式有以下几种:

性接触传染:为最主要的传播途径。故本病在性关系紊乱的人群中易发生。

间接接触传染:少部分患者可因接触病人使用过的物品传播而发病,如内衣、内裤、浴巾、澡盆、马桶圈等。

母婴传播:分娩过程中通过产道传播而发生婴儿的喉乳头瘤病等。

(二)临床表现

潜伏期为1~8个月,平均3个月,主要发生在性活跃的人群。

1.典型的尖锐湿疣

生殖器和肛周为好发部位,男性多见于包皮、系带、冠状沟、龟头、尿道口、阴茎体、肛周、直肠内和阴囊,女性多见于大小阴唇、后联合、前庭、阴蒂、宫颈和肛周。偶可见于阴部及肛周以外的部位,如腋窝、脐窝、口腔、乳房和趾间等。女性阴道炎和男性包皮过长是尖锐湿疣发生的促进因素。

损害初起为细小淡红色丘疹,以后逐渐增大增多,单个或群集分布,湿润柔软,表面凹凸不平,呈乳头样、鸡冠状或菜花样突起。红色或污灰色。根部常有蒂,且易发生糜烂渗液,触之易出血。皮损裂缝间常有脓性分泌物郁积,致有恶臭,且可因搔抓而引起继发感染。本病常无自觉症状,部分病人可出现异物感、痛、痒感或性交痛。直肠内尖锐湿疣可发生疼痛、便血、里急后重感。

2.HPV亚临床感染

指HPV感染后在临床上肉眼不能辨认,但以醋酸白试验(用5%醋酸溶液涂抹或湿敷后发现局部发白)、组织病理或核酸检测技术能够发现HPV感染的证据。

3.与肿瘤的关系

大量流行病学资料表示,HPV感染(主要是高危型HPV,如HPV-16、18型)与生殖器癌的发生有密切的关系,如宫颈癌、阴茎癌等。治疗后一般预后良好。但不论何种方法治疗,均可能复发。

(三)检查

醋酸白实验:用3%~5%醋酸液局部外涂或湿敷5~10分钟可在HPV感染区域发白,即所谓"醋酸白现象"。但特异性不高,有些慢性炎症,如念珠菌性外阴炎、生殖器部位外伤和非特异性炎症均可出现假阳性。

细胞学检查:用阴道或宫颈疣组织涂片,巴氏染色,可见到两种细胞,即空泡化细胞及角化不良细胞同时存在,对尖锐湿疣有诊断价值。

组织病理检查:如在棘层上方及颗粒层出现空泡化细胞,是诊断HPV感染的重要证据。

免疫学试验:采用抗HPV蛋白的抗体检测病变组织中的HPV抗原。该方法敏感度不高,检出率只有50%左右。

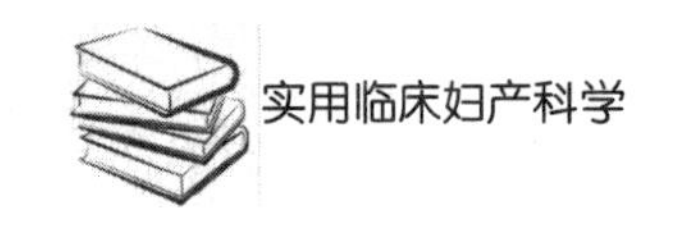

核酸杂交试验：是检测 HPV 感染的重要的手段，包括斑点印迹法（dot blot hybridization）、组织原位杂交法、核酸印记法（Southern blot hybridization）。这些方法的特异度和敏感度均较高，是诊断 HPV 感染的敏感而可靠的方法。但技术操作繁琐，临床上没有普遍开展。

聚合酶链反应（PCR）：是目前检出 HPV 感染的最敏感的方法，又可做型特异度分析，具有敏感度高、方法简便迅速的特点。已在临床上广泛使用。

（四）诊断

典型皮损为生殖器或肛周等潮湿部位出现丘疹，乳头状、菜花状或鸡冠状肉质赘生物，表面粗糙角化。

辅助检查：醋酸白试验阳性，核酸杂交可检出 HPV－DNA 相关序列，PCR 检测可见特异性 HPV－DNA 扩增区带等。

患者多有不洁性生活史或配偶感染史，少数尖锐湿疣通过接触污染的用具感染，新生儿亦可通过产道受感染。潜伏期 1～8 个月不等，平均为 3 个月。

（五）治疗

尖锐湿疣的治疗必须采用综合治疗。

1. 治疗诱因

包皮过长、阴道炎、包皮龟头炎、淋病等。

2. 提高机体免疫力

3. 化学治疗

0.5% 鬼臼毒素酊（或 0.15% 霜）。适用于治疗直径≤10mm 的生殖器疣，临床治愈率可达 90% 左右。用药疣体总面积不应超过 $10cm^2$，日用药总量不应超过 0.5ml。用药后应待局部药物自然干燥。副作用以局部刺激作用为主，可有瘙痒、灼痛、红肿、糜烂及坏死。另外，此药有致畸作用，孕妇忌用。

5% 咪喹莫特霜。治疗尖锐湿疣，疣体的清除率平均为 56%。该疗法的优点为复发率低，约为 13%。出现红斑不是停药指征，出现糜烂或破损需要停药并复诊，由医生处理创面及决定是否继续用药，副作用以局部刺激作用为主，可有瘙痒、灼痛、红斑、糜烂。妊娠期咪喹莫特的安全性尚未确立，孕妇忌用。

80%～90% 三氯醋酸或二氯醋酸。需由医生实施治疗。使用时，在疣损害上涂少量药液，待其干燥，此时见表面形成一层白霜。在治疗时应注意保护周围的正常皮肤和黏膜，如果外用药液量过剩，可敷上滑石粉，或碳酸氢钠（苏打粉）或液体皂以中和过量的、未反应的酸。此药不能用于角化过度或较大的、多发性以及面积较大的疣体。不良反应为局部刺激、红肿、糜烂等。

4. 冷冻疗法

利用 -196℃低温的液氮，采用压冻法治疗尖锐湿疣，促进疣组织坏死脱落，操作简便、高效，病人易耐受。本法适用于数量少，面积小的湿疣，可行 1 ~ 2 次治疗，间隔时间为一周。

5. 激光治疗

通常用 CO_2 激光，采用烧灼法治疗尖锐湿疣，对单发或少量多发疣体可行一次性治疗，对多发或面积大的疣体可行 2 ~ 3 次治疗，间隔时间一般为一周。

6. 电灼治疗

采用高频电针或电刀切除湿疣。本疗法适应数量少，面积小的湿疣。

7. 氨基酮戊酸光动力学疗法（ALA - PDT 疗法）

本法可选择性杀伤增生旺盛细胞，不仅对肉眼可见的尖锐湿疣有破坏作用，还可清除亚临床损害和潜伏感染组织。具有治愈率高、复发率低、不良反应少且轻微、患者依从性好等优点。

8. 手术治疗

适用于巨大尖锐湿疣，对疣体整个或分批切除。

9. 免疫疗法

不主张单独使用，可作为辅助治疗及预防复发。可用干扰素肌内、皮下和损害基底部注射，白介素 -2 皮下或肌内注射，聚肌胞肌内注射等。

（六）预防

1. 坚决杜绝性乱

尖锐湿疣患者中主要是通过性接触感染。家庭中一方从社会上染病，又通过性生活传染给配偶，还通过密切生活接触传给家人，既带来生理上的痛苦，又造成家庭不和。因此提高性道德，不发生婚外性行为是预防尖锐湿疣发生的重要方面。确保性伴也获得诊疗。

2. 防止接触传染、注意个人卫生

不使用别人的内衣、泳装及浴盆；在公共浴池不洗盆浴，提倡淋浴，沐浴后不直接坐在浴池的坐椅上；在公共厕所尽量使用蹲式马桶；上厕所前后用肥皂洗手。

四、生殖器疱疹

生殖器疱疹是由单纯疱疹病毒（HSV）引起的性传播疾病，主要是 HSV -2 型，少数为 HSV－1 型。是常见的性病之一。生殖器疱疹可反复发作,对病人的健康和心理影响较大;还可通过胎盘及产道感染新生儿,导致新生儿先天性感染。因此该病也是较为严重的公共卫生问题之一,应对其有效的防治引起重视。

（一）流行病学

1. 传染源

人是单纯疱疹病毒的惟一自然宿主。发作期、恢复期患者,以及无明显症状的感染病毒者为该病的传染源。主要通过病损处的水疱疱液、局部渗出液、病损皮肤黏膜表面等存在的病毒进行传播。该病主要通过性行为传染,通过被污染物品的间接传染较少。此外,患生殖器疱疹的母亲,在分娩过程中,经过产道可将病毒直接传染给新生儿,或怀孕过程中患病,病毒可通过胎盘传给胎儿。

2. 传播途径

感染者主要通过性接触而传染给其性伴侣。男性同性性行为者传染的危险性也很大。有时在口唇及其周围患有疱疹的人,可通过口－生殖器性交,使对方感染生殖器疱疹。因此,不同方式的异性或同性性行为,都可以传播生殖器疱疹。由于有感染性的病毒能在潮湿的环境中存活数小时,因而也有可能在少数情况下通过污染物而间接传播。

（二）病因

HSV－2 是生殖器疱疹的主要病原体(90%),传染后引起初发生殖器疱疹。初发生殖器疱疹消退后,残存的病毒经周围神经沿神经轴转移至骶神经节而长期潜伏下来,当机体抵抗力降低或某些激发因素如发热、受凉、感染、月经、胃肠功能紊乱、创伤等作用下,可使潜伏的病毒激活,病毒下行至皮肤黏膜表面引起病损,导致复发。人类是疱疹病毒的惟一宿主,离开人体则病毒不能生存,紫外线、乙醚及一般消毒剂均可使之灭活。

（三）临床表现

1. 初发生殖器疱疹

初发生殖器疱疹分为原发性生殖器疱疹和非原发的初发生殖器疱疹。前者为第一次感染 HSV 而出现症状者为原发性生殖器疱疹。其病情相对严重。而部分病人既往有过 HSV－1 感染(主要为口唇或颜面疱疹)又再次感染 HSV－2 而出现生殖器疱疹的初次发作,为非原发的初发生殖器疱疹,其病情相对较轻。

潜伏期 3～14 天。

外生殖器或肛门周围有群簇或散在的小水疱，2～4 天后破溃形成糜烂或溃疡，自觉疼痛。

腹股沟淋巴结常肿大，有压痛。

患者可出现发热、头痛、乏力等全身症状。

病程 2～3 周。

2. 复发性生殖器疱疹

原发皮损消退后皮疹反复发作，复发性生殖器疱疹较原发性全身症状及皮损轻，病程较短。

起疹前局部有烧灼感，针刺感或感觉异常。

外生殖器或肛门周围群簇小水疱，很快破溃形成糜烂或浅溃疡，自觉症状较轻。

病程 7～10 天。

（四）检查

1. 细胞学检查（Tzanck 涂片）

以玻片在疱底作印片，Wright 染色或 Giemsa 染色，显微镜下可见到具特征性的多核巨细胞或核内病毒包涵体。

2. 检测病毒抗原

从皮损处取标本，以单克隆抗体直接荧光法或酶联免疫吸附法（ELISA）检测单纯疱疹病毒抗原。

3. 病毒培养

从皮损处取标本作病毒培养，发现有单纯疱疹病毒和细胞病变。

4. 核酸检测

通过聚合酶链反应（PCR）等方法检测 HSV－2 核酸。

（五）诊断

一般凭病史和典型临床表现即可作出诊断。必要时应结合实验室检查结果，综合判断，作出诊断。

（六）治疗

主要采用抗病毒治疗。治疗的目的主要是缓解症状，减轻疼痛，缩短病程及防止继发感染等。目前的治疗方法尚不能达到彻底清除病毒、消除复发的效果。

1. 一般疗法

主要是保持局部清洁、干燥。可每天用等渗生理盐水清洗，疼痛者可口服止痛药，给予精神安慰。

并发细菌感染者,可外用抗生素药膏。

局部疼痛明显者,可外用5%盐酸利多卡因软膏或口服止痛药。

心理支持,说明疾病的性质、复发的原因和如何治疗及处理,增强与疾病斗争的信心。

2. 抗病毒药治疗

推荐采用的治疗方案包括:阿昔洛韦,口服,每天5次;或阿昔洛韦,口服,每日3次;或伐昔洛韦,口服,每天2次;或泛昔洛韦,口服,每天3次。如果是初发生殖器疱疹,疗程为7~10天;复发性生殖器疱疹疗程为5天。频发复发者则需以较低的剂量服用较长时间的疗程。

(七)预防

生殖器疱疹的预防有其自身的特点,要强调咨询和健康教育。

1. 咨询

解释本病的自然病程,强调其复发性和无症状排毒的可能性,无症状期间也可发生HSV性传播;告诉病人本病复发的常见诱因,避免心理紧张、郁抑或焦虑等不良情绪,通过避免复发诱因可减少复发;告知育龄期病人(包括男性病人)有关胎儿和新生儿HSV感染的危险性;告诉初发病人,抗病毒治疗可缩短病程,抗病毒抑制疗法可减少或预防复发;取得病人对治疗的积极配合,以减少疾病的继续传播。

2. 健康教育

强调病人将病情告知其性伴,取得性伴的谅解和合作,避免在复发前驱症状或皮损出现时发生性接触,或更好地采用屏障式避孕措施,以减少HSV传染给性伴的危险性。

提倡安全套等屏障式避孕措施,安全套可减少生殖器疱疹传播的危险性,但皮损出现时性交,即使使用安全套也可能发生HSV性传播。

改变性行为方式,避免非婚性行为,杜绝多性伴,是预防生殖器疱疹的根本措施。

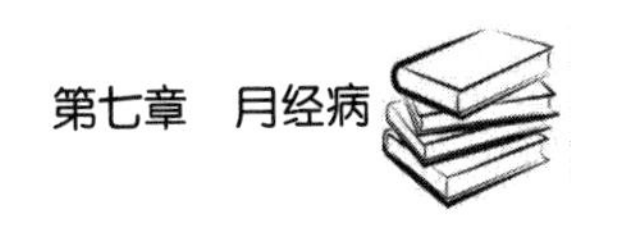

第七章　月经病

正常月经反映下丘脑－垂体－卵巢（简称为性腺轴）神经内分泌的正常调节以及靶器官子宫内膜对性激素的周期反应，其中任何一个环节发生器质性病变或功能性障碍，均可导致不同类型的月经失调。常见者有闭经、功能性子宫出血或月经过多和痛经等。有时病因可能相同，但因所影响的部位或卵泡发育过程中受影响的环节不同，可能出现不同的症状，且可互相转化。

第一节　闭经

闭经（amenorrhea）是多种疾病导致的女性体内病理生理变化的外在表现，是一种临床症状而并非某一疾病。按生殖轴病变和功能失调的部位分为下丘脑性闭经、垂体性闭经、卵巢性闭经、子宫性闭经以及下生殖道发育异常性闭经。WHO 将闭经归纳为 3 种类型：Ⅰ型：无内源性雌激素产生，卵泡刺激素（FSH）水平正常或低下，催乳素（PRL）水平正常，无下丘脑、垂体器质性病变的证据；Ⅱ型：有内源性雌激素产生、FSH 及 PRL 水平正常；Ⅲ型：为 FSH 水平升高，提示卵巢功能衰竭。

闭经还可分为原发性和继发性，生理性和病理性。原发性闭经指年龄 >14 岁，第二性征未发育；或者年龄 >16 岁，第二性征已发育，月经还未来潮。继发性闭经指正常月经周期建立后，月经停止 6 个月以上，或按自身原有月经周期停止 3 个周期以上。生理性闭经是指妊娠期、哺乳期和绝经期后的无月经。病理性闭经是直接或间接由中枢神经－下丘脑－垂体－卵巢轴以及靶器官子宫的各个环节的功能性或器质性病变引起的闭经。

一、病因和分类

（一）子宫性闭经

先天性阴道及（或）子宫缺如或发育不良均可引起原发性闭经。睾丸女性化（男性假两性畸形)是一种罕见的遗传性家族性疾病,由于体表形态为女性,常因无月经而来妇科就诊。性染色体核型为46,XY。过度的刮宫或严重的感染如结核等造成内膜损伤或粘连,哺乳时间过长使子宫内膜萎缩等,均可引起续发性闭经。

(二)卵巢性闭经

因卵巢病变引起的闭经。先天性卵巢缺如或性腺发育不良(Turner 氏综合征,约占原发闭经者的12% ~20%。多由于性染色体异常所引起,主要核型为45、XO 由于性染色体异常,卵巢不能正常生长和发育。因此,卵巢呈条索状纤维组织。典型的临床特征为身材矮小、蹼颈、肘关节外翻、智力低下、后发际低及第二性征不发育等。继发闭经可因卵巢功能早衰、手术切除、放射治疗后以及卵巢男性化肿瘤等。后者可伴男性化特征,如多毛及阴蒂肥大等。

(三)垂体性闭经

发生在青春期前的垂体肿瘤可导致原发闭经。但多见于继发闭经患者。主要因垂体受损引起功能不全,较常见于产后大出血伴休克、严重的产后感染或弥漫性血管内凝血(DIC)时,致垂体前叶缺血坏死,随之出现功能减退、闭经,亦称席汉氏综合征。此症除影响 FSH 外,还可累及 TSH 和 ACTH 的分泌,因而还可出现其他相应的症状,如消瘦、消化不良、畏寒、乏力、性器官萎缩、基础代谢低及毛发脱落等。

垂体肿瘤可发生于蝶鞍内或外,可因机械性压迫或因肿瘤本身的异常功能导致闭经、性机能减退及其他有关症状,如视野障碍、头痛、泌乳和肢端肥大症等。

(四)下丘脑性闭经

下丘脑受中枢神经系统控制,过度精神紧张、忧虑、恐惧、生活环境改变,均可引起中枢神经系统与丘脑下部功能失调,出现闭经。特别是年青妇女。卵巢功能尚不健全,更易出现紊乱现象。常首先表现在排卵功能异常而出现闭经。

多囊卵巢综合征多引起月经稀发或继发闭经,由于月经失调、无排卵,体内雌激素分泌过多,可伴有不孕、多毛有肥胖等,双侧卵巢呈多囊性增大,可比正常大1~3倍,有坚韧感。卵巢包膜肥厚,皮质下出现多数发育不同程度的滤泡。子宫内膜呈不同程度的增殖状态。现多认为多囊卵巢是下丘脑-垂体功能障碍所引起的无排卵的结果,以卵泡发育并停留在各个不同阶段为结局。

其他如严重营养不良,特别是神经性厌食症、消耗性疾病、严重贫血等,都可影响下丘脑 GnRH 的合成分泌,而引起闭经。长期服用某些药物如:利血平、氯丙嗪、眠尔通及避孕药等,也可引起闭经。垂体瘤患者除影响 GnRH 合成分泌外,还可使 PIF 及

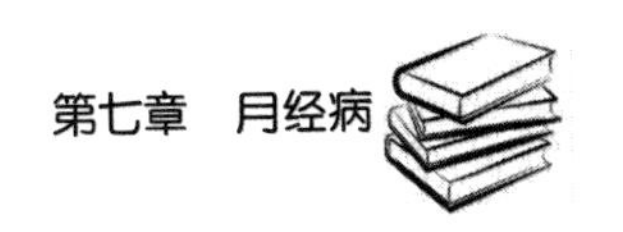

多巴胺受抑制,出现闭经及泌乳,称闭经泌乳综合征。

其他内分泌腺异常:

肾上腺、甲状腺及胰腺等功能紊乱时也可影响月经。例如:肾上腺皮质功能亢进或减退、甲状腺功能亢进或减退以及糖尿病等,都能通过丘脑下部影响垂体功能而引起闭经。

二、临床表现

(一)下丘脑性闭经

下丘脑性闭经是由下丘脑各种功能和器质性疾病引起的闭经。此类闭经的特点是下丘脑合成和分泌促性腺激素释放激素(GnRH)缺陷或不足导致垂体促性腺激素(Gn),即卵泡刺激素(FSH)和黄体生成素(LH)特别是 LH 的分泌功能低下,故属于低促性腺激素、低雌激素性闭经。临床上按病因可分为功能性、基因缺陷或器质性、药物性 3 大类。

1. 功能性闭经

此类闭经是因各种应激因素抑制下丘脑 GnRH 分泌引起的闭经,治疗及时可逆转。

应激性闭经精神打击、环境改变等可引起内源性阿片类物质、多巴胺和促肾上腺皮质激素(ACTH)释放激素水平应激性升高,从而抑制下丘脑 GnRH 的分泌。

运动性闭经运动员在持续剧烈运动后可出现闭经。与闭经者的心理、应激反应程度及体脂下降有关。若体重减轻 10% ~15%,或体脂丢失 30% 时将出现闭经。

神经性厌食所致闭经因过度节食,导致体质量急剧下降,最终导致下丘脑多种神经内分泌激素分泌水平的降低,引起垂体前叶多种促激素包括 LH、FSH、ACTH 等分泌水平下降。临床表现为厌食、极度消瘦、低 Gn 性闭经、皮肤干燥,低体温、低血压、各种血细胞计数及血浆蛋白水平低下,重症可危及生命。

营养相关性闭经慢性消耗性疾病、肠道疾病、营养不良等导致体质量过度降低及消瘦,均可引起闭经。

2. 基因缺陷或器质性闭经

基因缺陷性闭经因基因缺陷引起的先天性 GnRH 分泌缺陷。主要为伴有嗅觉障碍的 Kallmann 综合征与不伴有嗅觉障碍的特发性低 Gn 性闭经。Kallmann 综合征是由于染色体 Xp22.3 的 KAL-1 基因缺陷所致,特发性低 Gn 性闭经是由于 GnRH 受体 1 基因突变所致。

器质性闭经包括下丘脑肿瘤，最常见的为颅咽管瘤；尚有炎症、创伤、化疗等原因。

3. 药物性闭经

长期使用抑制中枢或下丘脑的药物，如抗精神病药物、抗抑郁药物、避孕药、甲氧氯普胺（灭吐灵）、鸦片等可抑制 GnRH 的分泌而致闭经，但一般停药后均可恢复月经。

（二）垂体性闭经

垂体性闭经是由于垂体病变致使 Gn 分泌降低而引起的闭经。

1. 垂体肿瘤

位于蝶鞍内的腺垂体中各种腺细胞均可发生肿瘤，最常见的是分泌 PRL 的腺瘤，闭经程度与 PRL 对下丘脑 GnRH 分泌的抑制程度有关。若发生在青春期前，则可引起原发性闭经。根据肿瘤的性质不同，临床上可有溢乳、巨人症、皮质醇增多症等肿瘤所特有的症状，还可出现头痛、视力障碍、视野缺损等神经受压的症状。

2. 空蝶鞍综合征

由于蝶鞍隔先天性发育不全，或肿瘤及手术破坏蝶鞍隔，使充满脑脊液的蛛网膜下腔向垂体窝（蝶鞍）延伸。压迫腺垂体，使下丘脑分泌的 GnRH 和多巴胺经垂体门脉循环向垂体的转运受阻，从而导致闭经，可伴 PRL 水平升高和溢乳。

3. 先天性垂体病变

先天性垂体病变包括单一 Gn 分泌功能低下的疾病和垂体生长激素缺乏症；前者可能是 LH 或 FSH 的 α、β 亚单位分子结构异常或其受体异常所致；后者则是由于脑垂体前叶生长激素分泌不足所致。

4. Sheehan 综合征

Sheehan（席汉）综合征是由于产后出血和休克导致的腺垂体急性梗死和坏死，可引起腺垂体功能低下，从而出现低血压、畏寒、嗜睡、食欲减退、贫血、消瘦、产后无泌乳、脱发及低 Gn 性闭经。

（三）卵巢性闭经

卵巢性闭经是由于卵巢本身原因引起的闭经。卵巢性闭经时 Gn 水平升高，分为先天性性腺发育不全、酶缺陷、卵巢抵抗综合征及后天各种原因引起的卵巢功能减退。

1. 先天性性腺发育不全

患者性腺呈条索状，分为染色体异常和染色体正常两种类型。

染色体异常型 45，X0 综合征，染色体核型为 45，X0 及其嵌合体，如 45，X0/46，XX

或45,X0/47,XXX,也有45,X0/46,XY的嵌合型。45,X0女性除性征幼稚外,常伴面部多痣、身材矮小、蹼颈、盾胸、后发际低、腭高耳低、肘外翻等临床特征,称为Turner(特纳)综合征。

染色体正常型染色体核型为46,XX或46,XY,称XX型或XY型单纯性腺发育不全,可能与基因缺陷有关,患者为女性表型,性征幼稚。

2. 酶缺陷

包括17α羟化酶或芳香酶缺乏。患者卵巢内有许多始基卵泡及窦前卵泡和极少数小窦腔卵泡,但由于上述酶缺陷,雌激素合成障碍,导致低雌激素血症及FSH反馈性升高;临床多表现为原发性闭经、性征幼稚。

3. 卵巢抵抗综合征

患者卵巢对Gn不敏感,又称卵巢不敏感综合征。Gn受体突变可能是发病原因之一。卵巢内多数为始基卵泡及初级卵泡,无卵泡发育和排卵。内源性Gn特别是FSH水平升高,可有女性第二性征发育。

4. 卵巢早衰

卵巢早衰(POF)指女性40岁以前由于卵巢功能减退引发的闭经,伴有雌激素缺乏症状。激素特征为高Gn水平,特别是FSH水平升高,FSH >40U/L,伴雌激素水平下降。与遗传因素、病毒感染、自身免疫性疾病、医源性损伤或特发性原因有关。

(四)子宫性及下生殖道发育异常性闭经

1. 子宫性闭经

子宫性闭经分为先天性和获得性两种。先天性子宫性闭经的病因包括苗勒管发育异常的Mayer - Rokitansky - Kuster - Hauser(MRKH)综合征和雄激素不敏感综合征;获得性子宫性闭经的病因包括感染、创伤导致宫腔粘连引起的闭经。

MRKH综合征。该类患者卵巢发育、女性生殖激素水平及第二性征完全正常,但由于胎儿期双侧副中肾管形成的子宫段未融合而导致先天性无子宫。或双侧副中肾管融合后不久即停止发育。子宫极小,无子宫内膜,并常伴有泌尿道畸形。

雄激素不敏感综合征。患者染色体核型为46,XY,性腺是发育不良的睾丸。血中睾酮低于正常男性水平,但由于雄激素受体缺陷,使男性内外生殖器分化异常。雄激素不敏感综合征分为完全性和不完全性两种。完全性雄激素不敏感综合征临床表现为外生殖器女性型,且发育幼稚、无阴毛;不完全性雄激素不敏感综合征可存在腋毛、阴毛,但外生殖器性别不清。

宫腔粘连。一般发生在反复人工流产术后或刮宫、宫腔感染或放疗后。子宫内膜

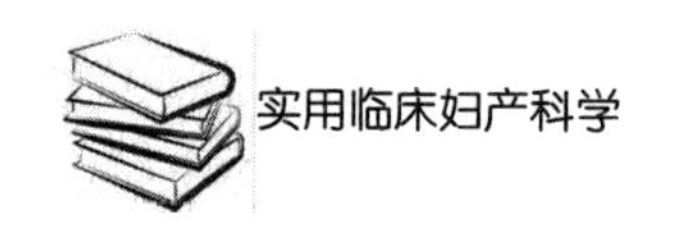

结核时也可使宫腔粘连变形、缩小,最后形成瘢痕组织而引起闭经。宫腔粘连时可因子宫内膜无反应及子宫内膜破坏双重原因引起闭经。

2. 下生殖道发育异常性闭经

下生殖道发育异常性闭经包括宫颈闭锁、阴道横隔、阴道闭锁及处女膜闭锁等。宫颈闭锁可因先天性发育异常和后天宫颈损伤后粘连所致,常引起宫腔和输卵管积血。阴道横隔是由于两侧副中肾管融合后其尾端与泌尿生殖窦相接处未贯通或部分贯通所致,可分为完全性阴道横隔及不全性阴道横隔。阴道闭锁常位于阴道下段,其上2/3段为正常阴道,是由于泌尿生殖窦未形成阴道下段所致,经血积聚在阴道上段。处女膜闭锁系泌尿生殖窦上皮未能贯穿前庭部所致,由于经血无法排出而导致闭经。

(五)其他

1. 雄激素水平升高的疾病

包括多囊卵巢综合征(PCOS)、先天性肾上腺皮质增生症(CAH)、分泌雄激素的肿瘤及卵泡膜细胞增殖症等。

PCOS。PCOS的基本特征是排卵障碍及高雄激素血症,常伴有卵巢多囊样改变和胰岛素抵抗,PCOS病因尚未完全明确。目前认为,这是一种遗传与环境因素相互作用的疾病。临床常表现为月经稀发、闭经及雄激素过多等症状。育龄期妇女常伴不孕。

分泌雄激素的卵巢肿瘤。主要有卵巢性索间质肿瘤,包括卵巢支持-间质细胞瘤、卵巢卵泡膜细胞瘤等。临床表现为明显的高雄激素血症体征,并呈进行性加重。

卵泡膜细胞增殖症。卵泡膜细胞增殖症是卵巢间质细胞-卵泡膜细胞增殖产生雄激素,可出现男性化体征。

CAH。CAH属常染色体隐性遗传病,常见的有21羟化酶和11β羟化酶缺陷,由于上述酶缺乏,皮质醇的合成减少,使ACTH反应性增加,刺激肾上腺皮质增生和肾上腺合成雄激素增加。故严重的先天性CAH患者可导致女性出生时外生殖器男性化畸形。轻者青春期发病,可表现为与PCOS患者相似的高雄激素血症体征及闭经。

2. 甲状腺疾病

常见的甲状腺疾病为桥本病及毒性弥漫性甲状腺肿(Graves病)。常因自身免疫抗体引起甲状腺功能减退或亢进,并抑制GnRH的分泌从而引起闭经;也可因抗体的交叉免疫破坏卵巢组织而引起闭经。

三、诊断

(一)病史

首先区分原发闭经与继发闭经。对原发闭经者,应了解其家族史,生长发育史及有无因某种严重疾病影响其发育等。对继发闭经者应了解过去月经情况、闭经期限、闭经前有无诱因、诊治情况,曾否用过内分泌治疗及对各种治疗的反应、健康状况及生育、生活和工作情况等。

(二)体检

1. 全身情况

注意发育、营养、胖瘦、精神状态、智力与第二性征发育以及毛发多少与分布、乳房有无乳汁分泌等。必要时查视野、蝶鞍断层摄片、CT 检查、染色体核型分析、腹腔镜检及有关内分泌检查等。

2. 妇科检查

注意外阴发育情况,有无畸形及内生殖器有无异常等。疑有宫颈、宫腔粘连者,可用子宫探针探测是否通畅,或做碘油造影。必要时作阴道、宫颈黏液涂片及/或内膜活检等,以初步了解性激素水平。

(三)内分泌检查

除外器质性病变后,可按以下步骤作有关内分泌方面的检查。

1. 孕激素试验

此系检测内源性雌激素水平,以评价体内雌激素水平及生殖道的完整性。单独用孕激素作试验,方法:黄体酮 20mg,每日肌注一次,连续 5 天;或口服甲孕酮 10mg,每日一次,连服 5 天,观察有无撤药性出血。用药后 2－7 天出现撤药性阴道出血者为阳性反应,表示生殖道发育正常,子宫内膜的功能存在,已受雌激素充分作用,因而对黄体酮能产生分泌期变化。同时说明“性腺轴”的功能基本上存在,但可能不够完善而不排卵。阴性反应不能除外子宫及生殖道异常,需作雌－孕激素试验,以进一步明确诊断。

有条件时可测定血生乳素,如正常,可初步除外垂体肿瘤。如高于正常,特别是有泌乳情况时,应行蝶鞍层摄片,排除肿瘤可能。必要及可能时,可作 CT 检查,以发现垂体微小肿瘤。

2. 雌－孕激素试验

孕激素试验阴性者,可能系内源性雌激素水平不足,内膜受雌激素刺激生长不够所致。可每日口服已烯雌酚1mg,连服21天;也可用苯甲酸雌二醇,每3天肌注2mg,连用7次,最后5天肌注黄体酮每天20mg。停药后有出血者,说明体内雌激素水平不足,病变多在卵巢部位以上,需进一步寻找病因。停药后无出血者表明病变在子宫内膜。

3. 垂体促性腺激素测定

雌激素撤药出血试验阳性者,示体内雌激素水平低下,应进一步区分系因卵巢本身受抑或因下丘脑-垂体功能障碍所致。可用放免法或生物法测定促性腺激素(FSH、LN)的水平。LH低下(<5IU/L)或认为系促性腺激素合成分泌不足,病因可能在垂体或下丘脑。FSH上升(>40IU/L)则多与卵巢功能衰退有关。FSH值在5~30IU/L之间者,提示卵巢有滤泡存在。

4. 垂体兴奋试剂

如促性腺激素低于正常或在正常低限范围内,应辨别病变是在垂体还是在下丘脑。可用促性腺激素释放激素(GnRH)作垂体兴奋试验来加以区分。方法:试验前测LH,然后静滴LHRH100μg4小时,每15、30、60及120分钟各抽血测LH。下丘脑功能障碍者,在滴注30~45分钟LH上升,60~90分钟时下降,2~4小时内可有第二次上升,并能维持约4小时。垂体功能有缺陷时,LH虽有第一次上升,但不能维持很久,即使继续用药,也不出现第二次上升现象,说明垂体合成LH的功能受到限制。如因下丘脑受损而垂体有惰性时,开始滴药时可无反应,但在2小时左右可出现延迟反应。

四、治疗

(一)对症治疗

加强身体锻炼,合理安排生活、工作。避免精神紧张,消除不良刺激;增加营养,去除慢性病灶,消除患者顾虑,增强信心。哺乳期过长使子宫萎缩者,应立即停止哺乳。对引起闭经的器质性病变,应予治疗。

(二)激素治疗

1. 调整月经周期

使用性激素促成撤药性出血,起到精神治疗目的。雌-孕激素序贯疗法(人工周期):对体内雌激素水平不足,先天性性腺缺如。性腺发育不良或卵巢以上部位病变,均可用此法。一方面可使子宫内膜能合乎生理性剥脱,另一方面能刺激卵巢及垂体间的正常反馈机制。用法:乙烯雌酚0.5~1mg,每日一次,连续21天,后5天每日肌注黄体酮20mg。停药2~7天内发生撤药性出血,从出血第5天起再开始第一个周期治

疗，用药同上，重复3～6个周期。

2. 诱发排卵

在调整月经周期后，采用诱发排卵。方法很多，大多数促排卵药物的效果与体内雌激素水平有关。

克罗米芬（氯蔗酚胺）是一种非甾体制剂，其作用尚未明确，可能作用于下丘脑部位，与雌激素竞争受体。刺激内源性LHRH释放，促进垂体分泌FSH及LH，诱发排卵。适用于体内有雌激素而无排卵者。其排卵率及受孕率与体内雌激素水平有关；对雄激素水平低落、子宫萎缩者，宜先用小量雌激素后，可增加排卵成功率。用法：克罗米芬50mg，每日一次，连服5天，从月经周期第5天或黄体酮引起的撤药性出血第5天开始服用，停药后3～8天排卵。若无排卵，可于用药第20天加用黄体酮20mg，每天肌注一次，连续5天，使发生撤药性出血。出血后第5天开始第二周期治疗，但克罗米芬可加大量至100mg，连服5天。若仍无排卵，应改用其他药物或与其他药物合并使用。例如克罗米芬加绒毛膜促性腺激素（HCG）：用克罗米芬后第3～4天加用HCG5000IU，肌注一次，目的是为了人工造成或加强LH高峰。连续观察5～6个周期。治疗期间应测基础体温，以观察有无排卵。

促卵泡成熟素（hMG）：刺激卵泡发育，分泌雌激素。适用于垂体功能不全，促性腺激素水平低落而卵巢反应功能正常者。hMG（1支含促卵泡成熟75IU；黄体生成激素75IU（每日肌注一支，连续7～14天。可使雌激素分泌明显增高，诱发LH分泌而致排卵。用药时观察宫颈黏液结晶，5天内无结晶出现，可酌情增加药量。同时测定尿雌激素及B超监测卵泡发育，若宫颈黏液出现典型单齿状结晶、尿雌激素总量达50～100mg/24小时，卵泡直径达20mm时，可肌注HCG3000～5000IU，连续3～4天，hMG使用过量可产生腹痛、头痛及卵巢增大，甚至囊性变成破裂，遇此情况需停药。

黄体生成激素释放激素（LHRH）适用于内源性LHRH不足所造成的闭经及垂体反应正常，滤泡发育良好者。排卵作用强。对垂体性、卵巢性闭经无效。用法：模拟LH－RH的脉冲工释放生理现象，采用间歇性小剂量给药。静脉或皮下每60～90分钟注入5～10μgLHRH，效果良好。

（三）中医中药治疗

祖国医学将闭经分为肾虚、寒湿凝滞、气血亏损、气滞血瘀、痰湿及血枯六型，可根据病症辨证施治进行治疗

第二节　功能性子宫出血

功能性子宫出血，简称功血，是一种常见的妇科疾病。是指异常的子宫出血，经诊查后未发现有全身及生殖器官器质性病变，而是由于神经内分泌系统功能失调所致。常表现为月经周期不规律、经量过多、经期延长或不规则出血。根据排卵与否，通常将功血分为无排卵型及排卵型两大类，前者最为多见，约占80%～90%，主要发生在青春期及更年期，后者多见于生育期妇女。

一、类型

以月经周期紊乱和子宫出血数量及性质改变为特征，可分为以下几种类型：

月经稀发(oligomenorrhea)周期≥40天的不规则性子宫出血，常伴月经过少。

月经频发(polymenorrhea)周期≤21天的不规则性子宫出血，常伴月经过多。

月经过多(hypermenorrhea or menorrhagia)系指经量过多和/或伴经期延长之有规律周期性子宫出血。

月经不规则(metrorrhagia)指月经周期不规则，而经量不多者。

不规则性月经过多(menomefrorrhagia)指月经周期不规则并伴经量过多，经期延长者。

月经过少(hypomenorrhea)指月经周期规律，仅经量减少者。

月经中期出血(intermenstrual bleeding)指两次正常规律月经之间少量子宫出血，常伴排卵和排卵痛。

二、病因

主要是由于神经系统和内分泌系统功能失调而引起的月经不正常，正常月经周期有赖于中枢神经系统控制，下丘脑－垂体－卵巢性腺轴系统的相互调节及制约。任何内外因素干扰了性腺轴的正常调节，均可导致功血。

三、病理

正常月经周期是一种生物钟现象(biological clock)受内外环境因素的影响及神经内分泌的调节，使女性生殖生理、生殖内分泌功能遵循严格的生物节律(biological rhythm)，即出现明显的昼夜节律(circadian Rhythm)、月节律(lunar rhythm)和季节律

等。任何干扰月经神经内分泌调节的因素，均可以致月经失调和异常子宫出血。

（一）性激素分泌失调

无排卵功血时，单一而长期雌激素刺激使子宫内膜渐进性增生、增殖至高度腺囊型、腺瘤型增生过长，甚至进展成为子宫内膜癌。由于缺乏孕酮对抗和腺体分泌化，子宫内膜肥厚、腺体增多、腺腔扩大、腺上皮异常增生。内膜血运增多，螺旋小动脉迂曲缠绕。而雌激素引起的酸性粘多糖（AMPS）聚合和凝胶作用，使间质内血管通透性降低，影响物质交换，造成局部内膜组织缺血、坏死脱落而引起出血，而 AMPS 的凝聚作用，同时也妨碍了子宫内膜脱卸，使内膜呈非同步性剥脱，造成内膜长期不规则性出血。

有排卵功血时，黄体或为过早退化致黄体期过短、月经频发；或为萎缩不全、孕酮持续分泌致黄体期（经前）出血、经期延长、淋漓不止，或为两者兼而有之。机理是雌－孕激素分泌不足，尤孕酮分泌不足，以使子宫内膜完全分泌化，腺体、间质和血管发育不成熟，且由于雌－孕激素非同步性撤退，而造成子宫内膜不规则剥脱和异常出血。

（二）前列腺素作用

现知前列腺素（PG），尤 PGE1、E2、F2α、血栓素（thromboxane，TXA2）和前列环素（prostacyclin，PGI2）是一组活性较强的血管和血凝功能调节因素，它们经调节子宫血量、螺旋小动脉和微循环、肌肉收缩活性、内膜溶酶体功能和血凝纤溶活性 5 个方面影响子宫内膜出血功能。

TXA2 在血小板生成，其引起微血管收缩、血小板凝聚、血栓形成和止血。而 PGI2 在血管壁生成，作用与 TXA2 相反呈强力扩张微血管，抗血小板凝聚，防止血栓形成，其活性为 PGE120～30 倍，PGD210～15 倍。PGI2 也抑制花生四烯酸、ADP、胶原所诱发的血小板凝聚，并逆转内/外源促凝物质所引起的凝血反应。TXA2 和 PGI2 功能协调和动力平衡，是维持正常子宫内膜出血和止血的重要机制，其作用也受性激素、肾上腺素能神经活动的调节，也受子宫肌收缩活动的影响。

人类子宫肌肉和内膜存在两类 PG 受体（R1 和 R2），其分别与 PGE2、PGF2α 有强亲和力、PGA、E 舒张，而 PGE2、F2α 收缩微血管、微循环；而对子宫肌层 PGI2、E1、D2 呈松弛作用，PGD2、H2 呈收缩作用。

（三）子宫内膜螺旋小动脉和溶酶体结构和功能异常

螺旋小动脉异常，干扰子宫内膜微循环功能，影响内膜功能层脱落和剥离面血管和上皮修复,影响血管舒缩功能和局部血凝纤溶功能导致异常子宫出血。

子宫内膜细胞溶酶体功能受性激素调节,并直接影响前列腺素合成,从而与内膜脱落和出血相关。现知子宫内膜细胞内高尔基体-溶酶体复合物巯基水解酶中的磷脂酶A2,控制着花生四烯酸从磷脂酰甘油中的释放。花生四烯酸一经释放,即瀑布性地代谢生成活性PGE2、F2α、TXA2、PGI2而影响内膜结构和功能。

子宫内膜超微结构观察证实:从卵泡期至黄体期,溶酶体数目和酶活性进行性增加。孕酮稳定而雌激素破坏溶酶体膜的稳定性。因此,当月经前孕酮降低,或功血时雌激素/孕酮比例失调,均将破坏溶酶体膜的稳定性,导致磷脂酶A2从溶酶体中析出释放,而进入胞浆体细胞,引起花生四烯酸活化和PGs瀑布性形成。另一方面溶酶体膜破裂使破坏性水解酶析出和释放,将引起内膜细胞破裂、内膜层崩塌、坏死和出血。

凝血和纤溶系统激活作用

观察表明:功血时常伴有凝血因子Ⅴ、Ⅶ、Ⅹ、Ⅻ缺乏,血小板减少,贫血,缺铁和Minot-Von Willebrand综合征。同时,子宫内膜纤溶酶活化物质增多,活性增强,激活纤溶酶原形成纤溶酶。纤溶酶裂解纤维蛋白使纤维蛋白降解产物(FDP)增加,血浆纤维蛋白减少,形成子宫内去纤维蛋白原(afibrinogenaemia)状态,从而影响正常内膜螺旋小动脉顶端和血管湖(vascular lakes)凝血和止血过程,酿成长期大量出血。

四、病理改变

(一)无排卵型功血子宫内膜病理改变

增生型子宫内膜:多见。组织象同正常增生期改变,但一直持续存在于经前期。

腺囊型内膜增生过长:也称瑞士干酪型内膜增生过长。内膜肥厚呈息肉状增生,腺体数目增多,腺腔扩大,但形态不一,呈瑞士干酪状(Swiss cheese)结构。腺上皮呈高柱状并增生呈复层或假复层。间质水肿,螺旋小动脉发育不良,内膜表层微血管迂曲、淤血、坏死或局灶性出血。

腺瘤型内膜增生过长:腺体数目明显增多,大小不一,排列紧密呈背靠背现象。腺上皮显著增生呈假复层或乳头状突入腺腔,细胞核大居中,深染,核浆界限清楚,偶可见有丝分裂。

非典型内膜增生过长:即在腺瘤型增殖的基础上,腺上皮高度增生并出现活跃的有丝分裂,核异质,核大小不一,深染,核浆界限不清,比例失调。

不同类型增生型内膜占无排卵功血90%以上,占所有功血的30.8%~39.4%。并认为:腺瘤型和非典型内膜增生过长,为子宫内膜癌前病变,应引起临床医师足够重

视并施以积极的治疗。

(二)排卵型功血子宫内膜病理改变

不规则成熟型子宫内膜:检出率21%。系黄体功能不健,孕酮分泌不足所致。临床呈现黄体期缩短,月经频发。月经前内膜检查呈现分泌化和分泌化不完全内膜并存现象。特点是血管周围内膜分泌化正常,而远离血管内膜分泌化不完全,腺体发育不良,轻度弯曲,腺上皮分泌少,细胞核呈长椭圆形。间质无蜕膜反应。

不规则脱卸型子宫内膜:检出率11%。系黄体萎缩不全,孕酮持续分泌然量不足,乃致经期延长、淋漓不止。若于流血5天后内膜检查,可见一种退化分泌相内膜和新增生内膜混合或并存组织象。分泌反应之腺体呈梅花状或星状。腺上皮胞浆丰富、透明、核固缩,间质致密,螺旋小动脉退化,某些区域仍有出血。该图象也见于子宫肌瘤和内膜息肉时。

(三)萎缩型子宫内膜

检出率1.9%~21.9%,多见于围绝经期功血妇女。功血时卵巢组织病理学改变,与年龄和功血类型相关。青春期功血卵巢增大并有潴留卵泡囊肿(d≥3cm)而无黄体形成,部分呈多囊卵巢和黄素化不破裂卵泡(LUFS)改变。生育期功血卵巢正常,可见黄体囊肿。围绝经期功血卵巢也呈多囊卵巢改变,皮层内充满大小不等卵泡或卵泡囊肿。镜检可见间质细胞一门细胞增生现象。

五、发病过程

功血临床上可分为两类,即无排卵型和有排卵型功血,患者中70%与无排卵有关,20%见于青春期,50%以上发生在45岁以功能失上的妇女,其余见于育龄期。

正常月经周期有赖于下丘脑-垂体-卵巢轴系统调节,大脑皮质控制下丘脑的功能,机体内任何因素干扰了此系统的完整性,均可导致功血。精神过度紧张、环境和气候改变,营养不良,劳累过度或代谢紊乱等因素,均可通过大脑皮质影响下丘脑-垂体-卵巢轴,使子宫内膜反应异常,其组织学变化失去规律性,可以是从增殖期到分泌期的任何一个阶段的改变。功能失调性子宫出血者大部分为无排卵性出血,卵泡有某种程度的发育并持续存在,但不能排卵也无黄体形成,长期受雌激素作用的子宫内膜以破绽出血或消退出血的形式出血,量的多少,持续时间长短都不确定。

功血常见于卵巢开始成熟的青春期和卵巢开始衰退的更年期。青春期时由于丘脑下部周期中枢的成熟障碍,不能引起象正常月经那样的中期LH高峰,卵泡不能排卵,故常为无排卵型功血,更年期也常为无排卵型功血。生育年龄患功血者比较少见,可见于流产或分娩后，除无排卵型外尚可出现有排卵型功血，即卵巢所受的干扰较轻，虽也有排卵发生，但由于排卵后 LH 相对不足或持久分泌，使黄体发育不健全或萎缩延迟及不全。

无排卵型功血：临床上最常见的症状是不规则子宫出血，特点是月经周期紊乱，经期长短不一，出血量时多时少，甚至大量出血。有时先有短时间的停经，然后发生子宫出血。有时一开始表现为不规则出血。也有时周期尚准，仅表现为经血量增多、经期延长。出血期无下腹痛或其他不适，出血多者可出现贫血。

排卵型功血：①黄体发育不健全：临床常表现为月经周期缩短，少于 28 天，也有些病人经期正常，往往伴有不孕或早期流产。②黄体萎缩不全：雌、孕激素分泌不足引起的。常发生在生育年龄的妇女，月经周期正常而经期延长，出血量不等，有时可在经前、经后有淋漓不断的出血，主要表现为经期延长。

六、临床类型与特征

（一）无排卵型功血

青春期功血是以性腺轴的功能与调节不完善为主要原因。由于下丘脑周期中枢延迟成熟，仅有下丘脑持续中枢发挥作用，其结果使垂体分泌 FSH 多于 LH，FSH 的分泌使卵泡发育，发育中的卵泡分泌雌激素，但垂体对雌激素的正反馈刺激缺乏反应，使月经中期无 LH 高峰出现，故无排卵发生。长期大量雌激素作用，使子宫内膜过度增生，而发生无排卵型功血。尤其在精神紧张、过度劳累或因其他因素影响下，更易引起功血发生。更年期功血主要因卵巢功能衰退，性激素对下丘脑及垂体的正反馈作用消失，垂体分泌 FSH 及 LH 增高，缺乏 LH 中期高峰，不能排卵，子宫内膜发生增生过长而引起无排卵型功血。

无排卵型功血的临床特点：因为无排卵，故无黄体形成，体内亦无孕酮分泌。雌激素水平随着卵泡的发育及萎缩而增减。当雌激素水平不断增多时，子宫内膜继续增生，这时不发生出血，而当体内雌激素水平突然下降时，可发生撤退性出血。临床表现可能闭经一段时间后发生出血，出血亦可为无规律性，量的多少与持续及间隔时间均不定，有的仅表现经量增多、经期延长。大量出血时，可造成严重贫血。由于雌激素刺激，子宫可稍大，质较软，宫颈口松，宫颈黏液透明、量多，可呈不同程度的羊齿状结晶，或不典型结晶。基础体温单相型。子宫内膜活检多为单纯性或囊性增生，偶可见腺瘤样或不典型增生。有时也可呈萎缩性变。孕激素测定停留在增殖期的基础水平。

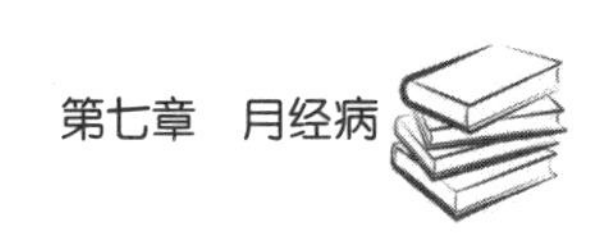

（二）排卵型功血

多发生在生育年龄的妇女，也有时出现在更年期。可分为黄体功能不全和黄体萎缩不全两种。

1. 黄体功能不全

可因排卵前雌激素分泌不足，致黄体发育不良而过早萎缩。黄体发育不全时，则分泌功能欠佳，使孕酮分泌量不足。临床表现有规律的月经周期，但周期缩短，或经前数日即有少量出血，经血量可无变化。经前期子宫内膜活检可见腺体分泌不良或不均。间质水肿不明显。基础体温双相型，但上升缓慢，黄体期较正常短，一般在 10 天左右。由于孕期不足，往往形成不孕或早期流产。

2. 黄体萎缩不全

黄体发育多良好，功能可因黄体未能及时全面萎缩而持续过久。孕酮量分泌不足，但分泌时间延长，此时子宫内膜不规则脱落，出血时间延长，经血量增加，但月经间隔时间仍多正常，在经期第 2、3 天量多，以后淋漓不净可长达十余日。如在月经第 5、6 天取内膜，仍见有分泌反应，可为诊断依据之一。基础体温双相型，常在排卵后缓慢上升，上升幅度偏低，且升高后维持时间不长，以后缓慢下降。

七、检查

无排卵型功血由于雌激素刺激，子宫可稍大，质较软，宫颈口松，宫颈黏液透明、量多，可呈不同程度的羊齿状结晶，或不典型结晶。

基础体温单相型：子宫内膜活检多为单纯性或囊性增生，偶可见腺瘤样或不典型增生。有时也可呈萎缩性变。孕激素测定停留在增殖期的基础水平。排卵型功血经前期子宫内膜活检可见腺体分泌不良或不均。间质水肿不明显。

基础体温双相型，但上升缓慢，黄体期较正常短，一般在 10 天左右。由于孕期不足，往往形成不孕或早期流产。

八、诊断要点

（一）病史

详细询问发病年龄、月经周期、经期变化、出血持续时间、失血量、出血性质、病程长短及伴随症状，并与发病前月经周期比较。

出血前有无停经，有无早孕反应。

了解有无慢性病如肝病、高血压、血友病等。

了解孕产史、避孕情况,有无不良精神刺激。

就诊前是否接受过内分泌治疗。

出血时间过长或出血量过多,应询问有无贫血症状。

(二)体格检查

病程长者或有贫血貌,须全面体检,除外周身器质性疾病。妇科检查一般无特殊发现,有时子宫略有增大,或可触及胀大的卵巢。

(三)辅助检查

诊断性刮宫。用于已婚妇女,可了解宫腔大小、形态,宫壁是否平滑,软硬度是否一致,刮出物性质及量。刮取组织送病理检查可明确诊断。

基础体温测定。无排卵型呈单相型曲线;排卵型呈双相型曲线。

宫颈黏液结晶检查。经前出现羊齿状结晶提示无排卵。

阴道脱落细胞涂片。无排卵型功血时反映有雌激素作用。黄体功能不全时反映孕激素作用不足,缺乏典型的细胞堆集和皱褶。

激素测定。若需确定排卵功能和黄体是否健全,可测孕二醇。

子宫输卵管造影。可了解宫腔病变,除外器质性病变。

查血常规、出凝血时间、血小板计数,可了解贫血程度及除外血液病。

(四)鉴别诊断

功能性子宫出血病需与下列情况相鉴别:

全身性疾病。血液病、高血压、肝病及甲状腺功能低下等。

妊娠有关的出血性疾病。对生育年龄的已婚妇女,如发生子宫出血,应首先考虑异常妊娠,如流产、宫外孕、葡萄胎等。如继发于产后或流产后,需考虑胎盘残留、胎盘息肉、子宫复旧不全、子宫内膜炎、绒毛膜癌等。

生殖器肿瘤。常见的子宫器质性疾病如子宫内膜息肉、子宫肌癌;如在绝经后发生子宫出血,有可能为子宫内膜腺癌。此外卵巢功能性肿瘤,如颗粒细胞瘤、卵泡膜细胞瘤等也可导致子宫出血。

生殖器炎症。宫腔感染、子宫内膜功能层的再生受到阻碍,造成出血量多而持久;流产后子宫内膜炎、慢性子宫内膜炎、宫颈息肉等亦常有出血,需与功血鉴别。

性激素类药物应用不当。

九、治疗

（一）无排卵型功血

由于失血，患者体质多较差伴贫血，故应注意改善全身状况。失血严重时应予以输血，对不同年龄的患者治疗上应有所不同。对青春期妇女以止血及调整月经周期为主，促使卵巢功能的恢复及排卵。对更年期妇女主要是在止血后，设法调整月经周期，防止出血过多过频，使能顺利渡过此期而进入绝经期。

若出血严重、年龄较大的妇女，应立即刮宫将异常的内膜刮除，多能迅速止血，继之以激素等治疗，刮除物需作病检。青春期功血未婚妇女需作刮宫时应慎重，尽可能保守治疗。

另外可用止血药物，如安络血、止血敏、仙鹤草素、抗血纤溶芳酸、止血环酸及凝血质等。血止后患者情况仍虚弱、头晕、贫血严重者，可用中药归脾汤加减，滋补心、脾。同时口服铁剂，以提高体质，增加血色素，必要时输血。

1. 青春期功血的治疗

（1）止血

目前已广泛使用性激素止血。通过性激素作用，使内膜生长修复或使其全部脱落后修复而止血。出血时间较长、量较多者，用药时间应延长，一般需20天左右，效果可更好。停药后数日内，可出现少量撤药性出血，应于用药前对患者说明，以后用雌－孕激素序贯疗法或联合用药等方法以调整月经周期。

①孕激素止血：孕激素止血适用于患者体内已有一定雌激素水平，此时加上孕激素的作用，可使子宫内膜发生分泌期变化而完全脱落，其止血作用发生在撤药性出血之后。

对出血时间不长、失血不多者，可每天肌注黄体酮10～20mg，连用3～5天，也可试服人工合成的炔诺酮（妇康片）5～10mg、甲地孕酮（妇宁片）8～12mg或安宫黄体酮10～16mg，连服5天，多能止血。停药后3～5天内膜脱落，形成少量撤药性出血，5～7天可净。

出血时间长、出血量多者，需加大剂量及延长服药时间，从血止或基本上止血后算起，应继续服药20天。可在4～6小时口服以下药物：炔诺酮5～7.5mg、甲地孕酮8mg、或安宫黄体酮8～10mg。用药4～6次后，流血应明显减少，并在48～72小时内止血。血止后应渐减量，可每3天约减原用量的1/3，至直维持量，即炔诺酮每天约2.5mg、甲地孕酮4mg或安宫黄体酮4～6mg，维持到血止后15～20天左右。在服用上述药物时,应同时服用已烯雌酚0.25~0.5mg,每晚一次。

如果大剂量孕激素在48~72小时内不能止血,应考虑可能因雌激素水平过低,影响孕激素发挥作用,可试注射苯甲酸雌二醇2~4mg,每日2次,待血止后渐减量到每日口服已烯雌酚约0.5mg,最后与孕激素同时停药。如仍不能止血,应做诊刮并送病检,以达到迅速止血及除外其他病变的目的。

②雌激素治疗:可用于出血时间较长、量少和体内雌激素水平不足者,补充后以促使内膜修复,达到止血目的。由于剂量较大,对下丘脑及垂体均有抑制作用,故不宜长期连续使用。剂量亦需按出血量多少决定,一般用已烯雌酚1~2mg,每日服2~3次,有效者于2~5内止血,血止或明显减少后,每3天约减原量的1/3.当减至每天0.5mg时,可继续服用8天后停药。在停药前5天,每天肌注黄体酮10~20mg,共5天,停药后产生撤药性出血,以后再按调整周期方法处理。口服上述大剂量已烯雌酚时,可同时服用维生素B_6、B_1,以减少呕吐等反应,有时因严重反应不能口服时,可改用针剂注射,如苯甲酸雌二醇2~3mg肌注,以后逐渐减量,然后以口服已烯雌酚1mg维持,至血止后15~20天,停药前5天肌注黄体酮10~20mg,停药后撤药性出血,再行调整周期治疗。

③雌激素、孕激素合剂止血:可用口服避孕药Ⅰ号或Ⅱ号,每天4次,每次1片,常能在2天内止血。血止后,将剂量逐渐减至每天1片,总疗程共20~22天,停药后2~3天产生撤药性出血。

(2)调整月经周期

2.更年期功血的治疗

止血原理同青春期患者。孕激素可使子宫内膜呈分泌期改变后脱落止血。出血不多者,每日用黄体酮10~20mg,多能在2~3天内止血。出血时间长,失血多,应延长治疗时间,可口服较大量人工合成孕激素,止血后逐渐减量,方法同前述。

另可用雄激素治疗。雄激素可使子宫内膜增生情况好转;可产生负反馈而抑制下丘脑功能,使ESH、LH分泌减少,从而使卵巢雌激素分泌减少;有增强子宫肌肉及子宫血管张力的作用;减轻盆腔充血,减少出血量。此外还有促进蛋白合成作用,从而改善患者全身情况。但雄激素一般不能单独用以止血,可和雌激素或孕激素联合应用,以弥补单一用药的缺陷及增强疗效,有时还可减少撤药性出血。用法是月经血量多时,可每日肌注丙酸睾丸酮25~50mg,连用3天。

亦有人对某些患者单独连续使用睾酮以抑制卵巢功能使之进入绝经期。用法为:舌下含服甲基睾丸素5mg,每日2次,或口服10mg,每日一次,连服20天,停10天再继续同法治疗，可连用 3～6 个月。此法较简便，无撤药性出血，但有高血压及心血管疾病或肝功损害者慎用。雄激素每月总量不超过 300mg，以免产生副作用，如毛发增多、痤疮、声音嘶哑等。

若治疗多时无效或长期治疗及观察有困难者，或≥55 岁患者，均可考虑手术切除子宫。

（二）排卵型功血

一般排卵型功血患者，往往不致有严重出血而影响身体健康。

1. 黄体功能不全

小剂量雄激素有兴奋垂体分泌促性腺激素、促使卵泡发育，从而改善黄体功能作用。可于周期第 5 天开始，每晚口服已烯雌酚 0.125～0.25mg，连服 20 天，另用孕激素补充体内之不足，在月经周期第 20 天起，每天肌注黄体酮 10～20mg，共 5～7 天。

除用孕激素外，还可给绒毛膜促性腺激素治疗。目的是要促进黄体发育，增进黄体分泌功能。可在月经周期 15～17 天（即排卵日）开始，或在基础体温上升后 2～3 日起，每日或隔日肌注 HCG500～1000IU，共 5 次。治疗过程中，可加服维生素 C、E，对治疗黄体功能不全有一定效果。

2. 黄体萎缩不全

治疗方法尚不够满意，刮宫止血有一定效果，以后在每个周期的第 21～25 天，肌注黄体酮 10～20mg 共 5 次，或口服安宫黄体酮 8～10mg，每日一次，于月经周期第 18 天开始，连服 10 天。这样可使子宫内膜完全剥脱。或试服避孕药抑制排卵 3 个周期，停药后观察疗效。

第三节 痛经

月经前、后及行经期间，可有轻度下腹疼痛、坠胀、腰酸、乳房胀痛及乏力等感觉，属生理现象。如下腹及腰痛较剧，严重时伴有恶心、呕吐、四肢冷，影响正常工作及学习时，称痛经。痛经为妇科常见症状之一，尤其多见于未婚青年妇女。痛经分原发性和继发性两种，原发性痛经指生殖器官无明显器质性病变的痛经，常发生在月经初潮或初潮后不久，多见于未婚或未孕妇女。继发性痛经指生殖器官有器质性病变，如子宫内膜异位症、盆腔炎症等引起的痛经。

一、病因

（一）原发性痛经

病因目前尚未完全明了。初潮不久后后即出现痛经，有时与精神因素密切相关。也可能由于子宫肌肉痉挛性收缩，导致子宫缺血而引起痛经。多见于子宫发育不良、宫颈口或子宫颈管狭窄、子宫过度屈曲，使经血流出不畅，造成经血潴留，从而刺激子宫收缩引起痛经。有的在月经期，内膜呈片状脱落，排出前子宫强烈收缩引起疼痛，排出后症状减轻，称膜性痛经。原发性痛经多能在生育后缓解。

原发性痛经的病理机制与子宫内膜的前列腺素有关。已测知子宫内膜中前列腺素含量最高，痛经患者子宫内膜及血中前列腺素含量高于正常妇女。前列腺素 PGE2 有抑制子宫收缩作用，PGE2a 可刺激子宫肌肉收缩，使子宫张力升高。当 PGE2 下降或 PGE2a 增高时，痛经加剧。同一妇女在不同月经周期中前列腺素含量也不同，但其含量与疼痛有一定关系。

（二）继发性痛经

多见于生育后及中年妇女，因盆腔炎症、肿瘤或子宫内膜异位症引起。内膜异位症系子宫内膜组织生长于子宫腔以外，如子宫肌层、卵巢或盆腔内其他部位，同样有周期性改变及出血，月经期间因血不能外流而引起疼痛，并因与周围邻近组织器官粘连，而使痛经逐渐加重，内诊可发现子宫增大较硬，活动较差，或在子宫直肠陷窝内扪及硬的不规则结节或包块，触痛明显。

二、临床表现

原发性痛经在青春期多见，常在初潮后 1 ~2 年内发病。伴随月经周期规律性发作的以小腹疼痛为主要症状。继发性痛经症状同原发性痛经，由于内膜异位引起的继发性痛经常常进行性加重。疼痛多自月经来潮后开始，最早出现在经前 12 小时，以行经第 1 日疼痛最剧烈，持续 2 ~3 日后缓解。疼痛常呈痉挛性。一般不伴有腹肌紧张或反跳痛。可伴有恶心、呕吐、腹泻、头晕、乏力等症状，严重时面色发白、出冷汗。妇科检查无异常发现。

三、诊断

根据月经期下腹坠痛，妇科检查无阳性体征，临床即可诊断。

四、鉴别诊断

需与子宫内膜异位症、子宫肌腺病、盆腔炎性疾病引起的继发性痛经相鉴别。

（一）子宫内膜异位症

症状：痛经、不孕。

妇科检查及辅助检查：盆腔检查发现内异症病灶；影像学检查（盆腔超声、盆腔 CT 及及 MRI）发现内异症病灶，血清 CA125 水平轻、中度升高。

腹腔镜检查：腹腔镜检查是目前诊断内异症的通用方法。在腹腔镜下见到大体病理所述典型病灶或对可疑病变进行活组织检查即可确诊。

（二）子宫腺肌病

症状：痛经；月经异常（可表现为月经过多、经期延长及不规则出血）；

妇科及辅助检查：子宫增大、压痛等；影像学检查（盆腔 B 超）、血清 CA125 等提示。

五、治疗

通过病史及全身、局部检查，寻找可能引起痛经的病因后，作如下处理：

（一）一般处理

进行必要的卫生常识宣教，消除焦虑、紧张和恐惧，解除精神负担。及时治疗全身慢性疾病。发育不良、体质虚弱者应设法纠正。开始体育锻炼，增强体质。经期避免剧烈运动和过度劳累，防止受寒，注意经期卫生。

（二）前列腺素合成酶抑制剂

为减少前列腺素的释放，可于经前 3～5 天口服消炎痛 25mg，或乙酰水扬酸 0.3g，或甲氯灭酸 250mg，均每日 2～4 次，可能有显效。

（三）针灸治疗

痛经发作时，针（或灸）主穴：气海、合谷、三阴交；配穴：关元、子宫、足三里。先针主穴，强刺激，留针 10～15 分钟。疼痛不止加配穴或灸气海、关元。

（四）性激素治疗

1. 抑制排卵

由于痛经主要发生在有排卵周期，可试服避孕药Ⅰ或Ⅱ号，以抑制排卵，用法同避孕方法，可能减轻症状。也可口服安宫黄体酮 5～10mg/日、炔诺酮 2.5～5mg 或甲地孕酮 4～8mg，每日一次，月经第 5 日开始服用，连服 20～22 天，共 3 个周期。对子宫内膜异位症及年较长者均可使用。

2. 雌激素

常用于子宫发育欠佳者。每晚服用已烯雌酚 1mg，月经周期第 5 天开始服用，连服 20 天，重复三个周期。此法能抑制排卵，亦能促使子宫发育，但应随访。

3. 孕激素

治疗膜性痛经。通过补充孕激素，使与雌激素重新恢复平衡，月经期子宫内膜得以按正常情况以碎片状剥脱，可减轻子宫因痉挛性收缩所造成的疼痛，自月经第二十一天起，肌注黄体酮 20mg/日，共 5 次。

（五）止痛解痉

下腹置热水袋，酌服索米痛、可待因或颠茄合剂，必要时注射阿托品 0.5mg。最好不用或少用杜冷丁、吗啡等，以防成瘾。

（六）对症治疗

宫颈口小或颈管狭窄病人，试月经前用宫颈扩张器，缓慢地按顺序扩至 6～7 号，使经血畅流，并能减低宫颈口周围交感神经纤维的感受能力而达到治疗痛经的目的。必要时可连续进行 2～3 周期；子宫后倾后屈者，可试胸膝卧位，每日 1～2 次，每次 10～15 分钟。

六、预防

经期保暖，避免受寒及经期感冒。

经期禁食冷饮及寒凉食物。经期禁游泳、盆浴、冷水浴。

保持阴道清洁，经期卫生。

调畅情志，保持精神舒畅，消除恐惧心理。

如出现剧烈性痛经，甚至昏厥，应先保暖，再予解痉镇痛剂。

多喝热牛奶。如每晚睡前喝一杯加一勺蜂蜜的热牛奶可以缓解痛经。

练习瑜珈，弯腰，放松等动作更能松弛肌肉及神经，且体质增强有助改善经痛。

积极正确地检查和治疗妇科病，月经期应尽量避免做不必要的妇科检查及各种手术，防止细菌上行感染。患有妇科疾病，要积极治疗，以祛除引起痛经的隐患。

第四节　更年期综合征

更年期是卵巢功能逐渐衰退到最后消失的一个过渡时期，其中以绝经的表现最为突出。绝经年龄因人而异，一般在45～52岁之间。部分妇女在绝经前可有月经周期逐渐延长，经血量渐减少，最后完全停止。有时可先有不规则阴道出血，以后月经停止。在绝经前后或因手术、放射治疗破坏卵巢功能而绝经的，可出现一系列以植物神经功能紊乱为主的征候群，称为更年期综合征，少数妇女症状较严重，以致影响生活与工作。

一、病因

一般认为，卵巢功能衰退是引起更年期代谢变化和临床症状的主要因素。妇女进入更年期以后，卵巢功能开始衰退，卵泡分泌雌激素和孕激素的功能降低，以至下丘脑－垂体－卵巢轴活动改变，FSH、LH分泌量有代偿性增加。近年来发现，更年期妇女血浆中下丘脑分泌的GnRH水平升高，随之LH、FSH分泌亦增高，可能是因卵巢雌激素分泌减少，对下丘脑－垂体的反馈抑制作用减低。更年期妇女的内分泌平衡状态发生变化，导致植物神经系统中枢的功能失调，因而产生不同程度的植物神经系统功能紊乱的临床症状。症状的出现与雌激素分泌减少的速度和程度有关，即雌激素减少迅速，更年期症状就越严重。当雌激素减少到不能刺激子宫内膜时，月经即停止来潮，第二性征逐渐退化，生殖器官慢慢萎缩，其他与雌激素代谢有关的组织，同样出现萎缩现象。

二、症状

并不是所有妇女在更年期都会出现症状，大约有10%～30%妇女主诉有症状而需要治疗。一般绝经早、雌激素减退快（如手术切除卵巢）以及平时精神状态不够稳定的，较易出现症状，且程度往往较重。

（一）心血管症状

阵发症潮红及潮热，即突然感到胸部、颈部及面部发热，同时上述部位皮肤呈片状发红，然后出汗、畏寒、有时可扩散到脊背及全身，历时数秒到数分钟。发作次数不定，每天数次至数十次，时热时冷，影响情绪、工作及睡眠，常使患者感到十分痛苦。潮红的原因说法不一，有认为是持续性雌激素低水平使血管扩张所致。突然血管扩张使皮肤血流加速而发生潮红。更年期妇女亦可出现短暂性高血压，以收缩压升高为主且波动较明显，有时伴心悸、胸闷、气短、眩晕等症状，这些变化主要是由于血管舒缩功能失调所致。

（二）精神、神经症状

更年期妇女往往有忧虑、抑郁、易激动、失眠、好哭、记忆力减退、思想不集中等，有时喜怒无常,类似精神病发作。一般在更年期发生这些症状的妇女与过去精神状态不稳定有关。

(三)月经及生殖器官改变

绝经前月经周期开始紊乱,经期延长、经血量增多甚至血崩,有些妇女可有周期延长、经血量渐减少,以后月经停止;也有少数妇女骤然月经停止,性器官和第二性征由于雌激素的减少而逐渐萎缩。

(四)骨及关节症状

更年期妇女往往有关节痛的表现,一般多累及膝关节。由于雌激素下降,骨质吸收加速,导致骨质疏松。另一方面,更年期妇女活动量减少,对骨骼机械性压力减弱,骨质吸收速度较骨的生长速度快,造成骨质疏松,临床表现腰背痛。

三、检查

促卵泡生成激素(FSH)升高。

雌二醇(E2)与孕酮水平下降。

促黄体生成或激素(LH)绝经期可无变化,绝经后可升高。

分段诊刮及子宫内膜病理检查:除外子宫内膜肿瘤。

盆腔超声、CT、磁共振检查可展示子宫和卵巢全貌以排除妇科器质性疾病。B 型超声检查可排除子宫、卵巢肿瘤,了解子宫内膜厚度。

测定骨密度等,了解有无骨质疏松。

四、诊断

病史:依据临床表现及绝经前后时间。

体格检查:包括全身检查和妇科检查。对复诊 3 个月未行妇科检查者,必须进行复查。

实验室检查:激素水平的测定。

五、鉴别诊断

妇女在围绝经期容易发生高血压、冠心病、肿瘤等,必须除外心血管疾病、泌尿生殖器官的器质性病变,还应与神经衰弱、甲亢等鉴别。

六、并发症

自主神经系统功能紊乱伴有神经心理症状的症候群:精神神经症状:临床特征为

围绝经期首次发病,多伴有性功能衰退,可有两种类型:兴奋型;抑郁型。

泌尿生殖道症状:可出现外阴及阴道萎缩;膀胱及尿道的症状;子宫脱垂及阴道壁膨出。

心血管症状:①部分患者有假性心绞痛,有时伴心悸、胸闷。②少数患者出现轻度高血压,特点为收缩压升高、舒张压不高,阵发性发作,血压升高时出现头昏、头痛、胸闷、心悸。

骨质疏松:妇女从围绝经期开始,骨质吸收速度大于骨质生成,促使骨质丢失而骨质疏松。

七、治疗

(一)心理治疗

多作解释工作,使更年期妇女了解此系正常的生理变化,消除无谓的恐惧与忧虑。同时应使其家人了解更年期妇女可能出现的症状,一旦发生某些神经功能失调症状时能给予同情、安慰与鼓励,使其所乐观、顺利地度过这一时期。

(二)一般治疗

症状轻者经过解释后即可消除。必要时服用适量镇静药物,如溴剂、苯巴比妥、利眠宁及安定等。谷维素能调整间脑功能,有调节植物神经功能的作用,10～20mg,每日服三次。

(三)激素治疗

绝大多数更年期妇女不需激素治疗,仅用于经上述治疗无效者,一般用3～6个月。

雌激素:可补充卵巢分泌不足,大剂量并能反馈抑制垂体促性激素分泌,但有可能刺激子宫内膜生长,发生子宫出血。对大剂量使用时间长者,应注意子宫内膜癌的发生。对已绝经的更年期综合征的妇女,使用雌激素量宜小,既达到控制更年期症状又不引起子宫出血,一般用已烯雌酚0.125～0.25mg/日,连续20天,间歇10天的周期治疗。对已切除卵巢和子宫而症状较重的病例,可用已烯雌酚0.5～1mg/日,连用20天的周期疗法,以后逐渐减量。

雄激素:雄激素可抑制垂体促性腺激素的分泌,并有蛋白合成作用,服用后有舒适欣快、镇静感觉,对消除症状有一定效果。常用甲基睾丸素5mg,每日1～2次,舌下含化,或肌注长效苯乙酸睾丸酮10～25mg,每周一次,连用数次,间隔数周后再用。每月总量不宜超过300mg。